U0251512

WRG 祛斑抗衰联盟系列丛书

# 身体塑形的手术和非手术方法
# Rejuvenation of the Aging Body
## Surgical and Nonsurgical Treatments

主 编

（美）尼尔·S. 萨迪克（Neil S. Sadick）MD FAAD FAACS FACP FACPh

Clinical Professor of Dermatology, Cornell University Medical College

Consultant Dermatologist, Sadick Dermatology

New York, USA

（美）安德鲁·S. 多里扎斯（Andrew S. Dorizas）MD

Dermatology Resident, University at Buffalo

New York, USA

（美）阿梅尔·纳萨尔（Amer Nassar）MD

Dermatology Resident, University of Washington Medical Center

Seattle, USA

主 审

孙林潮 赵小忠

主 译

加晓东 周 媛 陶 卫

副主译

周 芳 王双余 丁晓东

北方联合出版传媒（集团）股份有限公司

辽宁科学技术出版社

沈阳

This is translation of Rejuvenation of the Aging Body: Surgical and Nonsurgical Treatments"
by Neil Sadick, Andrew S Dorizas and Amer Nasser

© JP medical publishers 2016 JP Medical Ltd. 83 Victoria Street, London, SW1H 0HW, UK
This translation is published and sold by permission of JP Medical Ltd., the owner of all rights to publish and sell the same.

© 2020 辽宁科学技术出版社
著作权合同登记号：第 06-2018-372 号。

**图书在版编目（CIP）数据**

身体塑形的手术和非手术方法 / (美) 尼尔·S. 萨迪克
(Neil S. Sadick)，(美) 安德鲁·S. 多里扎斯 (Andrew S. Dorizas)，
(美) 阿梅尔·纳萨尔 (Amer Nassar) 主编；加晓东，周媛，
陶卫主译 . — 沈阳 : 辽宁科学技术出版社，2020.9
（WRG 祛斑抗衰联盟系列丛书）
书名原文 : Sadick_Rejuvenation of the Aging Body
ISBN 978-7-5591-1652-9

Ⅰ . ①身… Ⅱ . ①尼… ②安… ③阿… ④加… ⑤周
… ⑥陶… Ⅲ . ①美容术 Ⅳ . ① R625

中国版本图书馆 CIP 数据核字（2020）第 131659 号

出版发行：辽宁科学技术出版社
（地址：沈阳市和平区十一纬路 25 号邮编：110003）
印 刷 者：辽宁新华印务有限公司
经 销 者：各地新华书店
幅面尺寸：210mm×285mm
印 张：9
字 数：200 千字
出版时间：2020 年 9 月第 1 版
印刷时间：2020 年 9 月第 1 次印刷
责任编辑：凌 敏
封面设计：张金铭
版式设计：袁 舒
责任校对：黄跃成 王春茹

书号：ISBN 978-7-5591-1652-9
定价：128.00 元

联系电话：024—23284363
邮购热线：024—23284502
E-mail:lingmin19@163.com
http://www.lnkj.com.cn

# 推荐序1

热烈祝贺由WRG祛斑抗衰联盟成员加晓东医生、周媛医生和陶卫医生主译的《身体塑形的手术和非手术方法》即将出版，我有幸作为WRG祛斑抗衰联盟的代表受邀写序，非常推荐该书作为年轻化治疗领域的实用参考书籍。

随着社会文明和生活水平的提高，年轻化已成为美容医学的主要方向之一，促进了年轻化手术和非手术治疗的大发展。尤其是近几年来各种医学护肤品、美塑疗法和化学换肤产品、声光电仪器设备、注射美容产品、埋线产品等如雨后春笋般涌现，大大提高了非手术年轻化治疗的有效性和在年轻化整体治疗中的占比；同时年轻化手术治疗也在朝着微创化方向不断迈进，且与非手术方法进行联合治疗的案例已日益增多。

本书首先回顾了抗衰老的历史，继而阐述了衰老的过程和3D年轻化治疗的方法［包括化学换肤，微晶磨削治疗，激光治疗，强脉冲光治疗，宽谱红外光治疗，射频治疗，聚焦超声治疗，物理溶脂，以及注射玻尿酸、聚左旋乳酸（PLLA）和羟基磷灰石钙（CaHA）进行容量重建和矢量提升等］。全书的主体内容是身体各部位的衰老评估方法和各种年轻化治疗的方法，另外，还有专门阐述脂肪管理的具体方法的一个章节。本书内容丰富而全面，理论联系实际，为广大从事美容医学的医生们针对身体各部位衰老的具体情况选择合适的年轻化治疗方法和具体措施提供了强有力的帮助。

就年轻化的治疗而言，由于衰老涉及表皮、真皮、皮下脂肪、筋膜、韧带、肌肉、骨骼等的全面退行性改变，采取单一的治疗方法作用有限，年轻化效果势必难以达到满意效果。因此治疗前须对求美者的肤色、肤质、弹性、轮廓（包括五官、组织容量、身材等）等进行全面评估和个性化的整合设计，治疗时需要将皮肤美容、注射美容和整形美容等各种先进手段进行有机整合并逐步实施，唯有这样的"整合"才能使求美效果最大化，才能使求美者有更好的满意度和体验度，才能更好地打造医美机构和医护人员的自身品牌，达成多方共赢的结果，整合治疗必将成为美容医学新的发展方向。

以整合治疗实现医美价值最大化是WRG祛斑抗衰联盟的核心理念。WRG祛斑抗衰联盟今后还将陆续编译祛斑抗衰整合治疗领域的著作，本书即是WRG祛斑抗衰联盟的系列医美丛书的开山之作，希望我们的整合治疗理念能为广大美容医生带来有益的启迪！

WRG祛斑抗衰联盟 孙林潮

2020.04.10

# 推荐序 2

近年来，随着我国美容医学的发展和进步，医美界涌现出一大批优秀的专业人才，而WRG祛斑抗衰联盟的成员们无疑是他们之中的佼佼者。WRG祛斑抗衰联盟是由一群年轻的皮肤科医生组成的，他们的共同特点是：学历高，有深厚的专业基础知识；有大学教学医院的工作经历，多有国外深造的经历；有丰富的临床实践经验；在不同机构工作，相互学习交流、密切合作，著述颇丰。《身体塑形的手术和非手术方法》正是WRG祛斑抗衰联盟的几位青年才俊的翻译新作。

本书回顾了人类抗衰老的历程，系统地阐述了衰老的过程、衰老机制、衰老的表现以及衰老的预防和治疗。在我看来，此书的主要特点表现为，从研究不同部位及其同层次的衰老入手，分析其临床特点，从而引出3D综合抗衰老的治疗思路。如果说人体解剖学有系统解剖和局部解剖之分的话，那么本书可分为系统抗衰老和局部抗衰老两部分，其中局部抗衰老的各个章节可独立成篇。这是一本不可多得的临床参考书，可以为我国的局部抗衰老实践提供有益的指南。

赵小忠

2020.07.08

# 序

随着技术的不断创新，美容医学得到迅速的发展，这也促进了无创治疗和微创治疗的发展。非手术治疗的最新进展使大部分求美者能够接受美容治疗，并以最少的恢复时间和更低的成本恢复自然的外观。

人们对抗衰老的渴望和年轻化的需求是推动美容医学理论与实践发展的动力源泉。本书前面的章节讨论了抗衰老的概念，以及实现抗衰老和得到更年轻外观的方法。本书后面的章节详细介绍了从头到脚的具体的抗衰老方法，包括颈部、肩部、手部和上半身及下半身的抗衰老方法，以及对特殊的适应证的处理，如脂肪团的治疗。本书后面的每一章都讨论了一系列的治疗技术，包括超声波治疗、射频治疗、激光治疗、局部疗法和小分子注射生物制剂的最新发展。

近年美容需求的激增，刺激美容医学技术迅速发展，加上设备、产品和治疗方式丰富多样，使许多实践者无暇整理出详细的抗衰老资料；而本书则适时地为美容医学的各级从业者提供了一系列抗衰老信息，给从业者和求美者在治疗方案选择上提供了有益参考。

本书的目的不仅是为了促进读者对美容医学理论的理解，也是为了让相关从业者将书中所描述的各种技术应用到他们的实践中。对于任何一个想从事美容医学治疗的整形医生或者外科医生来说，本书将是一个宝贵的资源。本书的编写者都是各自领域的领头羊，他们明确地解释了实际操作，并用插图和前后对比照片分享了他们的建议、提示和经验。

我希望读者不仅能通过本书获得实用知识，还能在与求美者的沟通中感到更有信心。

尼尔·S. 萨迪克（Neil S. Sadick）

2016年9月

# 编著者名单

**Paraskevi Briassouli PhD**
Medical Writer
Sadick Dermatology
New York, NY
USA

**Amer Nassar MD**
Dermatology Resident, University of Washington
Medical Center
Seattle, USA

**Jason R. Castillo MD**
Resident
Division of Dermatology
Harbor-UCLA Medical Center
Torrance, CA
USA

**Lisa K. Chipps MD, MS**
Director of Dermatologic Surgery
Harbor-UCLA Medical Center
Moy-Fincher-Chipps Facial Plastics/
Dermatology
Los Angeles, CA
USA

**Barry DiBernardo MD, FACS**
Associate Professor of Surgery
Department of Surgery, Division of Plastic
Surgery
New Jersey Medical School
Newark, NJ
Director, New Jersey Plastic Surgery
Montclair, NJ
USA

**Gabriella DiBernardo BS**
Research Fellow

Department of Plastic Surgery
Adipose Stem Cell Center
University of Pittsburgh
Pittsburgh, PA
USA

**Andrew S. Dorizas MD**
Dermatology Resident
University at Buffalo
Department of Dermatology
New York, NY
USA

**Sabrina G. Fabi MD**
Volunteer Assistant Clinical Professor
Department of Dermatology
University of Calfornia
San Diego, CA
USA

**Zachary E. Gerut MD, FACS**
Medical Director
Colonial Ambulatory Plastic Surgery
Touro University
Hewlett, NY
USA

**Harry T. Haramis MD**
Aesthetic Plastic Surgeon
New Jersey Plastic Surgery
Montclair, NJ
USA

**Margit L. W. Juhász MD, MSc**
Research Fellow
Marmur Medical
New York, NY
USA

**Kachiu C. Lee MD, MPH**

Assistant Professor of Dermatology
Department of Dermatology
Brown University
Providence, RI
USA

**Angela Macri DO**

Research Fellow
Center for Clinical and Cosmetic Research
Aventura, FL
USA

**Ellen S. Marmur MD**

Associate Clinical Professor
Icahn School of Medicine at Mount Sinai
New York, NY
USA

**Ronald L. Moy MD**

Clinical Professor
Keck School of Medicine
University of Southern California
Los Angeles, CA
USA

**Mark S. Nestor MD, PhD**

Director
Center for Clinical and Cosmetic Research,
Center for Cosmetic Enhancement
Aventura, FL
Department of Dermatology and Cutaneous
Surgery, Division of Plastic Surgery
Miller School of Medicine
University of Miami
Miami, FL
USA

**Jason Pozner MD**

Sanctuary Plastic Surgery
Adjunct Clinical Faculty
Cleveland Clinic Florida
Department of Plastic Surgery
Weston, FL
USA

**Neil S. Sadick MD, FAAD, FAACS, FACP, FACPh**

Clinical Professor of Dermatology
Cornell University Medical College
Consultant Dermatologist
Sadick Dermatology
New York, NY
USA

**Nicole Swenson DO**

Research Fellow
Center for Clinical and Cosmetic Research
Aventura, FL
USA

**Molly Wanner MD, MBA**

Assistant Professor
Department of Dermatology
Massachusetts General Hospital
Harvard Medical School
Boston, MA
USA

**Douglas C. Wu MD, PhD**

Goldman Butterwick Fitzpatrick Groff &
Fabi, Cosmetic Laser Dermatology
San Diego, CA
USA

# 主审简介

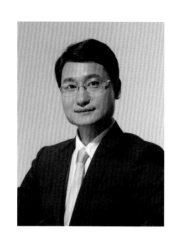

**孙林潮**

博士，副主任医师。宁波艺星医疗美容医院技术院长，WRG祛斑抗衰联盟和IRG整合年轻化医生联盟创始人。曾在第四军医大学和西京医院皮肤科（国家级重点学科）学习和工作21年。主编了全国美容医学教材《美容激光医学》，主译了《肉毒杆菌毒素注射美容实用指南》和《真皮充填注射美容实用指南》，并参编、参译皮肤美容著作20余部。

- 中国整形美容协会理事
- 中华医学会医学美学与美容学分会第六届委员会皮肤美容学组副组长
- 中国非公立机构协会整形与美容专业委员会激光美容分会副主任委员
- 中国整形美容协会医学美学文饰分会副会长
- 中国中西医结合学会医学美容分会西北专家委员会副主任委员
- 中国整形美容协会激光美容分会常务委员
- 中国整形美容协会面部年轻化分会常务委员
- 中国整形美容协会微创与皮肤整形美容分会激光美容亚专业委员会常务委员
- 中国整形美容协会面部年轻化分会皮肤修复亚专业委员会常务委员
- 中国医师协会美容与整形医师分会激光整形亚专业委员会常务委员
- 中国中西医结合学会医学美容专业委员会激光与皮肤美容专业委员会常务委员
- 《中国美容医学》杂志编委

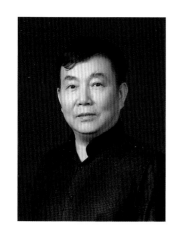

**赵小忠**

男，1960年8月出生。医学博士，主任医师。原空军总医院激光整形美容中心激光科主任。现为北京小忠丽格医疗美容门诊部主任。从事皮肤性病医学教研工作30多年。在皮肤色素病、皮肤血管病、结缔组织病、化妆品皮肤损伤、皮肤激光医学、医疗美容技术等方面均有较深的造诣。1997年以来，着重从事皮肤激光医学的临床及科研工作，是国内最早开展新型激光治疗的专家之一。在国内享有较高知名度。采用新型激光设备治疗各类皮肤病患者数十万人次，拓宽了皮肤激光外科的应用范围，开展了50余种皮肤疾病以及多种皮肤美容项目的激光治疗。为皮肤物理治疗领域的学科建设做了大量工作。他所领导的团队已成为国内首屈一指的专业团队，其开展治疗的疗效和例数均处于国内领先地位。曾获军队科技进步三等奖1项。发表论文10余篇。编写著作6部。先后任职于多个相关学术团体。

- 中国美容整形协会理事
- 微创与皮肤整形美容分会副会长
- 激光美容分会副会长
- 医学美学设计与咨询分会副会长
- 皮肤美容分会常委
- 中国医师协会美容与整形医师分会常务委员、激光亚专业委员会副主委
- 中国医师协会皮肤性病医师分会激光及皮肤理疗亚专业委员会副主委
- 医学时讯美容频道副主编
- 《中华医学美学美容杂志》常务编委
- 《中国美容医学》杂志常务编委
- 《中国实用美容整形外科杂志》常务编委
- 《中国皮肤性病学杂志》编委
- 《实用皮肤病学杂志》编委

# 主译简介

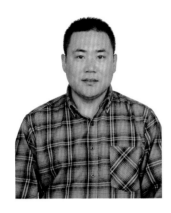

**加晓东**

- 北京圣嘉新医疗美容医院院长
- 兰州悦美丽整形美容医院院长
- 芳华医学美容门诊部院长
- 亚洲医学美容协会激光分会委员
- 亚洲医学美容协会注射分会委员
- 中国非公立医疗机构学会皮肤激光美容专业委员会委员
- 中国非公立医疗机构学会皮肤注射美容专业委员会委员
- 中国中西医结合学会医学美容专业委员会青年委员
- 中国中西医结合学会医学美容西北专家委员会副秘书长
- WRG祛斑抗衰联盟成员
- 中国皮肤美容主任俱乐部成员
- 西北医学美容联盟发起人
- 丽卡思医疗咨询管理公司技术总监

- 从事皮肤美容临床工作20余年，多次在全国学术会议上发言，参编、参译《激光美容与皮肤年轻化抗衰老方案》《肉毒毒素注射美容——理论与实践手册》《微整形注射并发症》《眼周整形修复及手术操作》《精雕吸脂技巧与移植填充术》《埋线提升与抗衰老操作手册》等10余部专著。
- 擅长项目：激光美容、微整形注射美容、面部线雕复位、光纤溶脂塑形、童颜针、PRP、自体脂肪抗衰等。提倡采用多种技术联合进行美容及抗衰老。
- 技术交流微信：jiaxd19781207

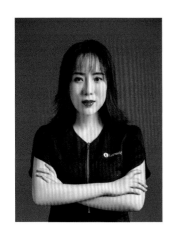

**周媛**

- 中国整形美容协会注射美容与微整形艺术委员会委员
- 中国整形美容协会中西医结合皮肤综合抗衰专业委员会委员
- 中国整形美容协会皮肤管理专业委员会委员

- 临床操作：从事皮肤美容临床工作10余年，参译了《激光美容与皮肤年轻化抗衰老方案》。
- 擅长项目：激光美容、面部年轻化治疗、微整形注射美容、身体年轻化治疗。提倡采用多种技术中西医联合进行美容及抗衰老。

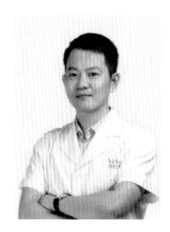

**陶卫**

- 中国整形美容协会皮肤激光分会微针专业委员会常委
- 中国中西医结合学会中医美容专家委员会副主任委员
- 中国整形外科与微创内镜医师协会线雕专业委员会常委
- 中国整形美容协会医学美容分会注射美容专业委员会副主委
- 中国整形美容协会皮肤美容分会动能素专业委员会委员
- 中国中西医结合学会皮肤激光美容分会委员
- 英国中胚层抗衰老协会（SoMUK）会员
- 中国抗衰老促进会医学美容分会委员。

# 副主译简介

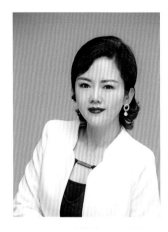

**周芳**

- 上海中医药大学临床硕士
- 常州美莱整形医院皮肤科主任
- 上海市中医药学会第三届皮肤科分会青年委员
- 上海市中医药学会第三届周围血管病分会青年委员
- 中国医师协会皮肤病与性病专科委员会委员
- 中国中西医结合学会皮肤性病专科委员会委员
- 上海市中西医结合学会皮肤性病专科委员会委员

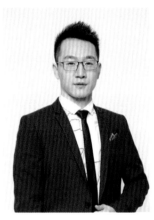

**王双余**

- 兰州时光整形美容医院主治医师
- 中华医学会医学美学与美容分会委员
- 中国医学会鼻整形专业委员会委员
- 中国达拉斯鼻整形协会会员
- 美国乔雅登（Juvederm®）临床培训指定注射医师
- 美国保妥适（botox）临床培训指定注射医师
- 中国菲洛嘉（FILLMED）艺术填充甄选注射医师

- 主治医师，从事临床工作10余年，原公立医院整形外科医生，专注整形外科眼部及鼻部手术8年，有扎实的外科基本功。曾于2017年在第三军医大学进修学习，师从樊东力教授、王韶亮教授，后在重庆长良整形医院向刘晓伟博士学习及共同讨论手术。审美方面有自己独特的美学理念，符合现代大多数年轻求美者对美的追求。
- 擅长项目：眼部精细化手术（重睑成形术及倒"L"内眦成形术），鼻整形（单纯隆鼻、耳软骨综合隆鼻、肋软骨综合隆鼻及鼻修复），全脸线雕提升。

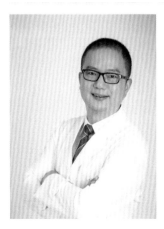

**丁晓东**

- 上海时光整形外科医院皮肤美容科主任
- 中国整形美容协会医美与艺术分会常委
- 中国整形美容协会医美与艺术分会注射美容与微整形艺术专业委员会常委
- 中国整形美容协会面部年轻化分会皮肤修复亚专业委员会委员

## 译者

**赵亮**

苏州美贝尔医疗美容医院微整中心院长

**郑晓晖**

杭州时光医疗美容医院副院长

**何金生**

兰州时光整形医院无创中心主任

**刘飞**

上海百达丽医疗美容医院皮肤美容科副主任

**刘卉**

主治医师，西安俪时代医疗美容门诊院长

**马艳冬**

主治医师，重庆美莱整形医院皮肤科、皮肤整形管理科副主任

# 目 录

# 第一章

# 抗衰老的历史

*Neil S. Sadick*

## 抗衰老的几十年

人类对美的追求是永恒的，与健康和幸福息息相关。定义美一直是一个哲学难题，是一个生物问题，是一种心理思维，是一种文化观念，尽管人们对美的定义缺乏共识，但人们一直希望实现美。

柏拉图首先推测，美丽可能源于合理分配的"黄金比例"，即"理想的脸的宽度是它的2/3长度，而鼻子的长度不会超过眼睛之间的距离"，对称可能会在人类的想象中发挥作用。研究表明，某些因素决定了一个人的吸引力：例如，婴儿会更多地盯着面部对称的人的照片，而不是那些面部不对称的人的照片。这种对称偏好代表着对称个体具有较高的"匹配值"，美表示更强大的基因，提高了个体后代存活的可能性。其他重要因素包括青春、皮肤净度和平滑度。在社会上，有魅力的人往往会得到更好的资源，更受欢迎，带有"光环效应"。

考虑到美丽与青春在个人和群体意识中的影响力，以及缺乏美丽和青春几乎被视为一种疾病，美容需求相对于人类的其他疾病而言可满足求美者的心理需求。因此医学相关人员投入到追求美丽的工作中也就不足为奇了。美容医学起源于整形手术，而整形手术又源于整形外科和整形外科技术中的整形技术（图1.1）。

大约在公元前2000年，古印度和古埃及的医生就开展了一些最基本的整形手术，例如鼻子重建。公元前600年，印度医生阿查里亚·沙什鲁特（Acharya Sushrut）出版了《苏什鲁塔·沙希塔（Sushruta Samhita）》，这是第一部关于整形手术的医学文献。大约在公元前1世纪，古罗马医生为受伤的角斗士做手术，塞苏索格罗特（Celsus）在《医学论（De Medicina）》一书中描写了乳房缩小和重建手术的方法及耳、唇和鼻的整形方法。整形外科的发展在中世纪停滞不前。教皇英诺森三世的指示，禁止人们对身体进行任何形式的手术。

在15世纪，意大利的加斯帕罗·塔格里亚科兹（Gasparo Tagliacozzi）尝试了皮肤移植进行鼻子重建的手术，但教会阻碍了他的研究进展。第一次世界大战的爆发改变了整形外科的历史进程，在参加第一次世界大战的数千名士兵身上，大量的身体创伤导致整形手术成为独立的医疗学科。为了规范这一行业，1931年，美国整形外科和重建外科学会（ASPRS）成立，1946年出版了第一本名为

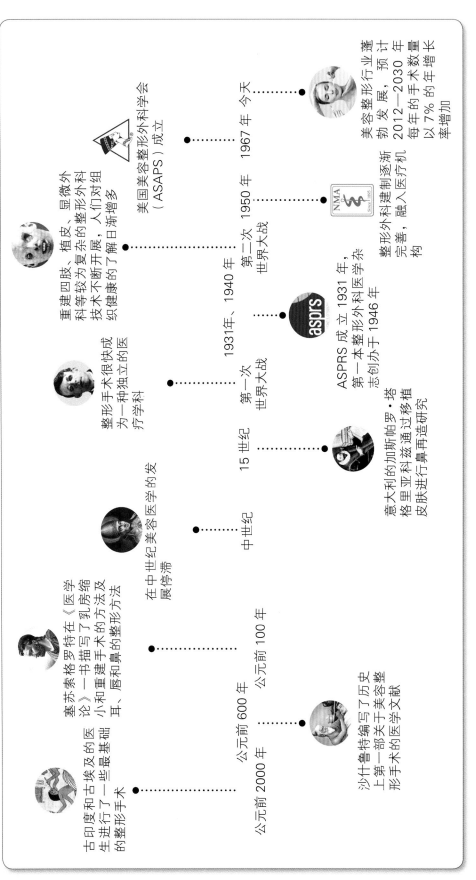

**图 1.1**　美容医学发展时间表

"整形和重建医学（Plastic and Reconstructive Surgery）"的医学杂志，越来越多的人就医学界的新发展进行了交流。第二次世界大战中，重建四肢、植皮、显微外科等较为复杂的整形外科技术不断开展，人们对组织健康的了解日渐增多。到1950年，整形手术完全融入医疗机构的治疗项目中，并开始进入公众的视野中。为了应对整形外科的飞速发展，1967年，美国美容整形外科学会（ASAPS）成立，这是一个专业的整形外科医生组织，20世纪90年代后由美国整形外科委员会（ABPS）认证（ABPS成立于1991年）。根据ASAPS预计，美容整形的手术数量将从2012年的1 688 694例增加到2030年的3 884 929例，平均年增长率为7.1%。几乎所有这些技术基础都源于几百年前；通过长久的技术进步和社会的认可，它们已经发展成为当今的标准（图1.1）。

## 创伤性的手术

最常见的身体恢复技术，如鼻子重塑、隆胸和脂肪成形术，属侵入性的操作，需要相对较大的切口、麻醉和相当长的停工恢复时间。

### 鼻整形术

隆鼻一词最早是在1845年由约翰·维迪巴赫开始使用的。1880年，纽约外科医生约翰·奥兰多·罗伊（John Orlando Roe）施行了第一例鼻整形术，采用鼻内侧缘切口。1921年，雷蒂（Rethi）创新了开放的鼻整形术，其特点是采用一个倒柱状切口，以方便重塑鼻尖。开放方法的优点是术野开阔，可重塑软骨支架，同时可保持其完整性。这种开放的方法逐渐得到人们的认可，20世纪70年代，威尔弗雷德·古德曼（Goodman Refined）完善了开放性鼻整形术的操作规范，20世纪90年代，杰克·冈特（Jack Gunter）推进了它的发展。

### 隆胸术

文森特·切尔尼（Vincent Czerny）在19世纪从脂肪瘤可被移植到患者的乳房中得到启发，推出了乳房增大术。

1955年前后，乳房植入物由聚乙烯醇制成，常导致钙化和包膜挛缩的并发症发生。1961年，整形外科医生托马斯·克罗宁（Thomas Cronin）和弗兰克·格洛（Frank Gerow）发明了现代假体乳房，这是一种充满黏稠硅胶的硅橡胶囊，1962年第一例假体隆胸术出现。在20世纪70年代，功能和美学方面的改进促进了"下一代"乳房植入物的发展，它薄而富有弹性，是低凝聚力硅胶凝胶类填充材料。然而，在临床实践中，植入物填充材料泄漏和其他不利影响，导致美国食品和药品监督管理局（FDA）在1976年限制使用液体硅胶。自20世纪90年代中期以来，硅胶乳房植入物已被制成"硅胶囊"，消除了硅胶填充物从植入处迁移到女性身体其他部位的风险。隆胸术后一般1~2周拆线，常见的近期并发症包括血清肿、血肿或伤口感染。

## 祛皱整形美容手术

尤金·霍兰德（Eugene Hollander）在1901年和1907年分别进行了1例祛皱整形美容手术，查尔斯·米勒（Charles Miller）发表了《特征缺陷的矫正》一文，描述面部肌肉组织，切除部分皮肤和皮下组织可改善松弛与去除细纹、皱纹。在第一次世界大战期间，约哈内斯·埃瑟（Johanes Esser）提出了"皮肤移植技术"。1968年，托德·斯库格（Todd Skoog）介绍了颈阔肌筋膜解剖的概念，即所谓的表浅肌肉腱膜系统（SMAS）技术。以上这些发展为现代美容整形面部提升技术提供了理论依据。1979年，泰西尔（Tessier）推出了深平面美容整形的技术，可将软组织提升到患者的骨骼上方，这种方法有其美学上的优势，但也有损害面神经的风险。整形美容技术已经发展到可根据患者的面部解剖结构和要求为他们提供不同的选择。例如，对于没有老化迹象的人来说，中面部提升不是理想的抗衰老方法，微创技术是一种微调整形美容方法，是面部老化的一种更为临时的解决方案，也可以减少停工时间，适用于鼻唇沟较深、面部结构下垂、颈部紧实且轮廓分明的患者。整形美容的费用仍然很高，且需要大量的恢复时间，并有严重的潜在并发症，包括出血、面神经损伤、组织坏死和感染。

## 身体轮廓修饰技术

随着脂肪成形术的发明和发展，身体轮廓修饰技术取得了明显的进展，目前允许在身体的各部位去除多余脂肪改善形体线条轮廓。1972年，约瑟夫·施鲁德（Joseph Schrudde）介绍了用锋利的子宫刮器对皮下脂肪进行刮除操作的方法，1977年，他通过增加吸力来改进这一技术，使临床上脂肪抽取更加容易。

1980年，伊维兹-杰拉德·伊洛兹（Yvez-Gerard Illouz）介绍了钝性吸脂技术，并于1987年发明了膨胀技术，该技术允许在手术室局部肿胀麻醉的条件下进行，使感染、组织坏死和出血过多等并发症大大减少。在20世纪90年代后期，人们通过先使用超声波或激光能量液化脂肪来将超声波和激光应用于去除脂肪的操作中。吸脂术仍然是当今受欢迎的整容美容手术之一，虽然手术风险和并发症较少，但仍然不可忽视，严重的甚至危及生命，包括皮下积液、组织坏死、脂肪栓塞和电解质紊乱等。

## 非创伤性技术

目前，身体年轻化重建技术蓬勃发展的趋势是从创伤性技术转向微创或无创性技术，其优点是疼痛较轻、瘢痕减少、术后恢复快，并且治疗成本低廉。这些手术的有效性可与传统手术相媲美

（表1.1），在门诊就可以操作，甚至不需要患者麻醉和停工。这些技术包括激光和射频治疗、填充剂和肉毒素的注射以及其他技术。

## 激光和射频治疗

1981年（译者注：国内首次见到相关文献资料都在1983年），罗克斯·安德森（Rox Anderson）和约翰·帕里什（John Parrish）介绍的选择性光热理论（图1.2），为激光和光在皮肤和身体年轻化治疗中的应用奠定了理论基础。该理论提出根据不同组织的生物学特性，只要选择不同的激光参数（波长、脉宽、脉冲间隔、能量密度），就可以保证有效治疗病变组织的同时，对周围正常组织保持相对不产生影响，实现了激光有效性和安全性的完美统一，按照该理论设计的激光仪真正做到了"去病不留痕"的奇迹。该理论第一次应用于临床实践是在1983年使用脉冲染料激光去除血管病变和使用调Q红宝石激光来去除文身。1989年，劳伦斯·达维丁（Laurence Davidin）把$CO_2$激光用于皮肤剥脱重塑，使这一技术成为皮肤年轻化的"金标准"，但由于其潜在的不良反应（疼痛、水肿、红斑、感染、炎症后色素沉着过度、色素减退），它很快被其他副作用小的疗法取代。在20世纪90年代早期，诸如强脉冲光（IPL）和近红外非汽化激光的仪器在治疗色素和血管病变方面很受欢迎，但它们刺激皮肤胶原蛋白增生和恢复皮肤弹性的作用微乎其微。

### 表 1.1　创伤性手术和微创或无创性技术的适应证

| 适应证 | 创伤性手术 | 微创或无创性技术 |
|---|---|---|
| 鼻整形 | 鼻整形术 | 可注射填充材料 |
| 隆胸 | 硅胶假体植入术 | 可注射填充材料 |
| 面部去皱 | SMAS除皱术 | 可注射填充材料<br>肉毒素<br>激光/红外强脉冲激光<br>射频<br>超声 |
| 除面部的身体其他部位去皱 | 腹壁整形术<br>脂肪成形术 | 射频溶脂<br>光纤溶脂<br>冷冻溶脂<br>超声溶脂 |

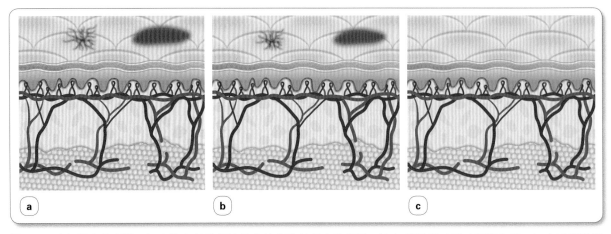

**图 1.2**　选择性光热理论。（a）靶色基选择性吸收特定波长光产生能量。（b）能量针对性破坏靶色基。（c）重塑阶段伴随着不可逆转的损伤

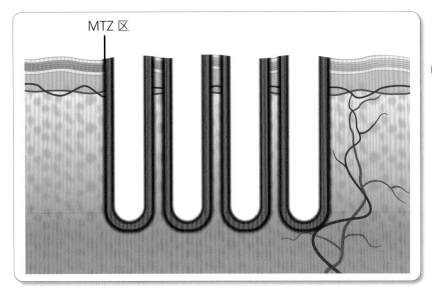

**图 1.3**　点阵局灶性光热疗法：将能量微观垂直柱状输送，在皮肤层形成微热损伤区（MTZ 区）（100~600 μm）

　　曼施坦（Manstein）在2004年提出点阵局灶性光热疗法（图1.3），这是一种可以取得与汽化剥脱激光换肤术相似临床结果的方法，而患者不需要休息很长时间，不良反应也少。除了激光和光热疗法，2003年，哈维尔·鲁伊斯–埃斯帕扎（Javier Ruiz-Esparza）开展了一项使用射频能量来收紧皮肤的无创性方法的研究。迄今为止，人们不断对治疗方法进行优化和组合（使用射频与光学技术或其他技术）。例如，剥脱性点阵射频治疗中使用微针技术绕过表皮并将能量直接靶向真皮，从而改善皮肤松弛的情况。

## 填充剂注射

　　几十年来，可注射填充剂已经取得了巨大的进步，并且仍然是身体年轻化无创疗法的主要选择材料（表1.2）。

**表1.2　各种可注射填充剂的主要特点**

| 物质 | 产品 | 持续时间（月） | 机制 | 不良影响及劣势 |
|---|---|---|---|---|
| 胶原蛋白 | 真皮 | 12 | 容积效应 | 过敏反应 |
| 玻尿酸（HA） | 瑞蓝<br>乔雅登<br>希尔密 | 6～12 | 容积效应 | 丁达尔现象 |
| 羟基磷灰石钙<br>（CaHA） | 瑞得喜<br>微晶瓷 | 12～15 | 胶原刺激 | 短暂的红斑 |
| 聚左旋乳酸<br>（PLLA） | 塑然雅 | 18～24 | 胶原刺激 | 需多次注射才能<br>达到最佳效果 |

美国FDA批准第一种美容用途的面部填充剂是牛胶原蛋白，它主导了市场几十年，尽管它具有短暂的临床效果和诸如红斑、肿胀和过敏等不良反应。1998年，玻尿酸被引入用于填充，其对填充安全性和有效性有很大的改善，取代了牛胶原蛋白。玻尿酸填充至今仍然是标准疗法，应用范围从面部年轻化扩大到身体轮廓塑形。另一种可生物降解的面部填充剂聚左旋乳酸（PLLA）于1999年被批准用于面部年轻化，羟基磷灰石钙（CaHA）也在2004年获得批准。此后，许多新的皮肤填充物陆续上市，都有望提高填充治疗的安全性、持久性和有效性。

## 肉毒素注射

阿拉斯泰尔·卡拉瑟斯（Alastair Carruthers）和琼·卡拉瑟斯（J Carruthers）在1989年和1992年分别发表了1篇关于A型肉毒素（BTX-A）的研究报告，研究了BTX-A对皱纹的美容效果。2002年经过正式的试验，FDA批准BTX-A用于眉间纹的治疗中。随后，BTX-A的使用已经非常普遍，适应证还扩展了，可应用于治疗鱼尾纹、下颏核桃样外观、额纹、鼻背纹和肌肉减容等。

## 其他技术

用于身体轮廓塑形的微创技术包括注射磷脂酰胆碱以减少眶下脂肪垫的局部脂肪疝出，但这种技术由于有严重的不良反应而受到人们的质疑。2004年，亚当·罗托纳达（Adam Rotunda）的研究表明，注射脱氧胆酸钠可以减少臀部、腹部、颈部或下颏的局部脂肪沉积。2009年，悉尼·R.科尔曼（Sydney R. Coleman）公布了一种无创方法——冷冻溶脂技术（图1.4），通过冷冻使脂肪细胞凋亡来减少体脂。这被证明可有效减少腹部的体脂，不会损伤皮肤或周围神经。

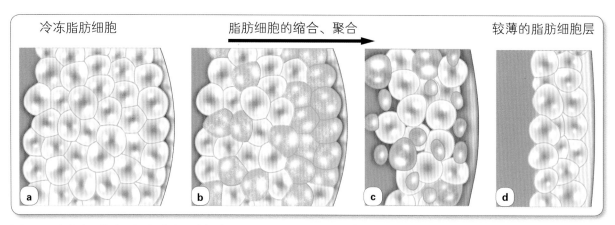

冷冻脂肪细胞    脂肪细胞的缩合、聚合    较薄的脂肪细胞层

**图 1.4**    冷冻溶脂技术。（a）冷冻脂肪细胞。（b、c）脂肪细胞的缩合、聚合。（d）较薄的脂肪细胞层

## 身体年轻化抗衰老的趋势

目前的美学趋势预示着美容整形行业将有一个发展的光明未来。为了保持竞争力，新技术和治疗方式需要在功效、安全性和舒适性方面具有卓越的优势，且与现有技术相比，这些技术和方式的缺点应更少。

新一代的填充物越来越多，以满足日益增长的非手术市场需求。它们具有独特的性质，例如，在皮下浅表注射时不会引起丁达尔效应（2011年FDA批准将填充物用于矫正中度至重度鼻唇沟），或治疗效果持续长达2年（2013年FDA批准将填充物用于中面部注射）。另一项创新是开发了无须注射的允许透皮吸收肉毒素的局部凝胶制剂，目前正在临床观察并评估其治疗鱼尾纹和多汗症的疗效。

使用自体富含血小板的血浆（PRP）和从脂肪吸入物中获得的多能脂肪干细胞（ADSC）抗衰老也是一个很有前途的研究领域。PRP含有刺激皮肤愈合的各种生长因子。临床研究表明，PRP可以减少皮肤皱纹，改善皮肤弹性和质地，但其疗效仍存在争议，因为其美学适应证的随机双盲研究仍然很少见。含有胶原蛋白、纤维蛋白、血管内皮生长因子（VEGF）和其他生长因子（注1.1）的间充质干细胞（MSC）的局部应用已被证明具有抗衰老的功效。在15名女性志愿者中将干细胞和玻尿酸联合注射到深层面部皱褶中也被证明有益于改善皱纹和肤色。尽管它们有良好的试验结果，但使用干细胞用于抗衰老治疗仍然存在争议。

---

**注1.1 间充质干细胞中的生长因子**

- 成纤维细胞生长因子（FGF）
- 纤维连接蛋白（FN）
- 肝细胞生长因子（HGF）
- 胰岛素样生长因子结合蛋白1/2（IGF1/2-BP）
- 角质形成细胞生长因子（KGF）
- 巨噬细胞集落刺激因子（MCSF）受体
- 胎盘生长因子（PGF）
- 血小板衍生生长因子（PDGF）-AA和β受体
- 转化生长因子-β1/2（TGF-β1/2）
- 1型胶原蛋白（Col1）
- 血管内皮生长因子（VEGF）

---

已经获得FDA批准用于身体塑形的新方法包括使用射频（RF）加热并溶解脂肪细胞而不伤害周围组织且可紧实皮肤的非手术溶脂技术。胶原酶溶组织梭菌（Clostridium histolyticum）作用于治疗脂肪团的发育第二阶段中，其目标是通过靶向和裂解胶原蛋白系链来解决皮肤凹陷。FDA批准的一种新的脂肪团治疗设备采用精确引导、真空辅助的方法，使受限的隔膜得到最佳的释放，从而使皮肤得到改善。

在用于身体年轻化的激光和射频技术领域，预计会有越来越多的小型家用设备应用，这些设备都旨在解决各种适应证，这些设备还可用来进行光子嫩肤和治疗痤疮。虽然与医院的设备相比功能不足，但这些设备对患者很有吸引力，因为它们能够以极低的成本在自己的家中进行治疗。最新的文身去除激光，以脉宽为皮秒级的激光输送能量脉冲，是近年来在临床仪器中出现的有针对性和安全性较高的一种选择。

虽然这些创新只是个案，但代表未来的发展方向，它们证明了真正个性化医疗的实现。持续进行的美容医学培训至关重要，因此从业者可以教育公众，特别是要告知公众关于美容技术中的医疗事故风险。国际合作促进治疗技术标准化，而工业界的积极参与将会促进医疗设备更新和拓展，新技术使治疗更安全，操控更简便，能更好地促进美容医疗服务的良性发展。

# 参考文献

[1] Anderson RR, Parrish JA. Selective photothermolysis: precise microsurgery by selective absorption of pulsed radiation. Science 1983; 220:524–527.

[2] Broer PN, Levine SM, Juran S. Plastic surgery: quo vadis. Current trends and future projections of aesthetic plastic surgical procedures in the United States. Plast Reconstr Surg 2014; 133:293e–302e.

[3] Brown MH, Shenker R, Silver SA. Cohesive silicone gel breast implants in aesthetic and reconstructive breast surgery. Plast Reconstr Surg 2005; 116:768–779.

[4] Claudio-da-Silva C, Baptista LS, Carias RB, et al. Autologous mesenchymal stem cells culture from adipose tissue for treatment of facial rhytids. Rev Col Bras Cir 2009; 36:288–291.

[5] Crumley RL. Some pioneers in plastic surgery of the facial region. Arch Facial Plast Surg 2003; 5:9–15.

[6] Fabi SG, Metelitsa AI. Future directions in cutaneous laser surgery. Dermatol Clin 2014; 32:61–69.

[7] Goodman WS. External approach to rhinoplasty. Can J Otolaryngol 1973; 2:207–210.

[8] Gunter JP. The merits of the open approach in rhinoplasty. Plast Reconstr Surg 1997; 99:863–867.

[9] Johnson M. Breast implants: history, safety, and imaging. Radiol Technol 2013; 84:439M–515M.

[10] Krueger N, Luebberding S, Sattler G, et al. The history of aesthetic medicine and surgery. J Drugs Dermatol 2013; 12:737–742.

[11] Mitz V, Peyronie M. The superficial musculo-aponeurotic system (SMAS) in the parotid and cheek area. Plast Reconstr Surg 1976; 58:80–88.

[12] Mustoe TA, Park E. Evidence-based medicine: face lift. Plast Reconstr Surg 2014; 133:1206–1213.

[13] Park BS, Jang KA, Sung JH, et al. Adipose-derived stem cells and their secretory factors as a promising therapy for skin aging. Dermatol Surg 2008; 34:1323–1326.

[14] Patrocinio LG, Patrocínio JA, Couto HG, et al. Subperiosteal facelift: a 5-year experience. Braz J Otorhinolaryngol 2006; 72:592–597.

[15] Redaelli A, Romano D, Marciano A. Face and neck revitalization with platelet-rich plasma (PRP): clinical outcome in a series of 23 consecutively treated patients. J Drugs Dermatol 2010; 9:466–472.

[16] Shridharani SM, Broyles JM, Matarasso A. Liposuction devices: technology update. Med Devices (Auckl) 2014; 7:241–251.

[17] Tabbal GN, Ahmad J, Lista F, Rohrich RJ. Advances in liposuction: five key principles with emphasis on patient safety and outcomes. Plast Reconstr Surg Glob Open 2013; 1:e75.

[18] Update on fractional laser technology. J Clin Aesthet Dermatol 2010; 3:42–50.

[19] Zuk PA, Zhu M, Ashjian P, et al. Human adipose tissue is a source of multipotent stem cells. Mol Biol Cell 2002; 13:4279–4295.

# 第二章

# 身体衰老的过程

*Andrew S.Dorizas, Neil S.Sadick*

## 身体衰老的解剖学

　　衰老通常被描述为一种渐进的、微妙的生物功能损害和退化过程，以一种非同质的方式在每个人身上呈现。同一个人，不同器官的衰老速度也不同，受多种因素的影响，包括遗传因素、生活方式差异和社会自然环境影响等。器官功能的逐渐下降降低了机体维持体内平衡的能力，导致身体更容易受到环境因素的影响，并增加了患病和死亡的风险。衰老的机制极其复杂，涉及生理、病理、遗传、社会环境等因素的相互作用（表2.1）。不断研究探索衰老机制，合理制定减缓自然衰老的措施，可为人类健康长寿和优质生活提供理论依据。

### 表2.1　衰老涉及的生理过程

| 身体系统 | 指标 |
| --- | --- |
| 肌肉骨骼 | 肌肉萎缩<br>骨质疏松<br>骨关节炎<br>身高下降/身体佝偻 |
| 脂肪 | 脂肪量增加<br>皮下脂肪减少<br>异位脂肪堆积增加 |
| 血管 | 血管生成减少<br>血管数量减少 |
| 皮肤 | 胶原蛋白减少/弹性蛋白糖基化变色<br>皮脂腺分泌减少<br>感官知觉丧失、维生素D产生受限 |

## 肌肉骨骼的衰老

　　肌肉骨骼的衰老对许多器官的功能都是有害的，并且可导致组织萎缩，肌肉、骨骼、肌腱、韧带、椎间盘和关节软骨的功能丧失。肌肉减少症可用来描述肌肉容量和力量的损失，是由肌纤维的代谢和收缩功能的改变导致的。这一病症过程，特别是在70岁前后，不仅可导致总体重下降，还影响姿势、步态和身高。比较年轻人和老年人的肌肉横断面的研究表明，女性的肌肉容量以每年0.64%的速度下降，男性以每年0.80%~0.98%的速度下降，肌肉力量的损失是容量损失的2~5倍。

　　年龄也是骨质疏松症和骨关节炎发生和发展的最突出的危险因素。骨质疏松症的特点是骨量和力量退行性变，使人发生骨折的风险增加。骨组织在整个生命周期内都是处于动态调节中的，但骨质在20岁左右达到高峰。衰老也是骨关节炎（OA）发生和发展的主要因素，骨关节疾病的生化变化和机械应力可导致关节软骨破裂。在中老年人身上，通常会出现僵硬、疼痛和运动减少的情况。

## 脂肪和结缔组织分布

　　脂肪包括脂肪团和脂肪组织。脂肪组织由大量群集的脂肪细胞构成，聚集成团的脂肪细胞由薄层疏松结缔组织分隔成小叶。脂肪具有广泛的生理功能：① 氧化供热。② 储备能量。③ 防止散热、保护脏器。④ 促进脂溶性维生素的吸收。⑤ 供给必需脂肪酸。作为能量库、机械性缓冲垫和热绝缘体的脂肪腺和脂肪细胞也受到年龄的影响。脂肪量的增加、萎缩和身体脂肪的再分配、躯干和下体脂肪的积累以及皮下脂肪组织的减少，都与衰老过程有关。总脂肪量的增加和重新分布在65岁左右达到峰值，并且被认为与肌肉减少症等相关身体变化无关。用计算机断层扫描（CT）研究评估

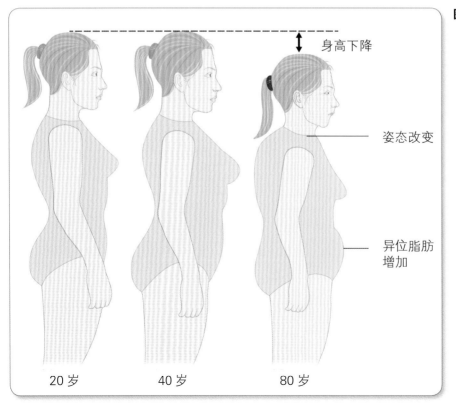

**图2.1**　身体衰老的主要表现

与年龄相关的身体脂肪再分配表明，位于面部、大腿和小腿的皮下脂肪减少，而异位脂肪沉积在腹部、肝脏、胰腺、心脏和肌肉组织的面积增加（图2.1）。

## 血管老化

老化皮肤的血管结构有两个主要特征：毛细血管和血管数量减少；血管分布发生变化。血管的数量减少很可能是由于血管逐渐吸收和缺乏刺激血管生成的生长因子所致。血管大小的变化和血管密度的减少在60岁左右加速，毛细血管网络的功能逐渐下降，给真皮供应氧气的能力退化。真皮的变薄突出了底层血管显露的外观，因此毛细血管扩张和静脉曲张是老年人常见的血管老化症状。

## 皮肤老化

随着时间的推移，皮肤经历了光老化和自然老化退行性变，例如萎缩、弹性降低、色素沉着不均匀以及因代谢和修复反应而受损。赋予皮肤强度和弹性的真皮胶原细胞外基质逐渐排列紊乱。构成大部分真皮的弹性蛋白和胶原蛋白呈现网格降解并且基质纤维排列紊乱，导致皱纹形成。真皮–表皮连接处的扁平化降低了表皮对剪切力的抵抗力，表皮脆性增加并限制了真皮和表皮之间的营养物（包括角质层中的保护性脂质）的运输。这导致皮肤干燥并且皮肤的屏障功能降低。体温调节是皮肤的一项重要功能，由于受到衰老过程的影响，出汗率也会降低。表皮基底层中的黑素细胞和毛囊球在年轻个体中均匀分布并产生黑色素，给予皮肤光保护作用。然而，衰老影响了它们的活性和数量，每10年黑素细胞减少10%~20%。由于这种现象不能以匀质的方式发展，因此糖基化、色素沉着过度、脱屑和光化性角化病是老年人皮肤的常见表现。与老化相关的其他皮肤变化有感知觉下降、维生素D的合成能力下降和皮下脂肪减少，以上因素促进了皮肤下垂和皱纹生成。

---

# 衰老的生理学

衰老的生理过程是由内在因素和外在因素决定的（图2.2）。

## 内在因素

内在因素所致的衰老主要受遗传学因素的影响，其中微调的分子和生理学降解过程在整个身体中持续存在。内源性抗氧化剂，如谷胱甘肽转移酶和超氧化物歧化酶，会随着年龄的增长而减少，活性氧（ROS）逐渐积累。这些ROS可以破坏DNA并引发细胞衰老和凋亡。端粒是染色体末端的一段核苷酸，与维持细胞的健康有关，也随着年龄的增长而逐渐缩短，导致疾病和组织恶化的易感性增加。随着年龄的增长，参与机体修复和增殖机制的生长因子（GF）[血小板衍生生长因子

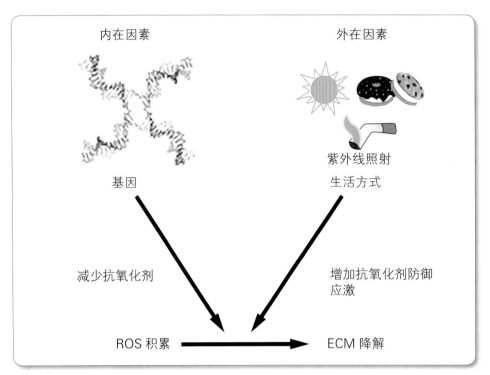

**图 2.2**　衰老的内在因素和外在因素

（PDGF）、血管内皮生长因子（VEGF）、转化生长因子-β（TGF-β）、表皮生长因子（EGF）]
水平降低，随后胶原蛋白、弹性蛋白和糖胺聚糖的合成减少。激素变化也在内在因素所致的衰老中
发挥重要作用。女性下丘脑-垂体-性腺轴的破坏导致雌激素水平急剧下降，继而衰老显著加快，皮
肤老化和代谢变化突出。人类的生长激素和脱氢表雄酮激素（DHEA）水平也降低，可作为衰老的生
物标志物。

## 外在因素

当涉及外在因素时，外在因素所致的衰老的发生主要是紫外线（UV）暴露所致，但也与吸烟和
生活方式的选择有关。

### 紫外线照射

长期暴露在紫外线下会对皮肤产生深远的影响，受损害的皮肤被称为光老化皮肤。短波紫外
线（UV-B）可穿透表皮，会引起红斑和晒伤，而长波紫外线（UV-A）可穿透真皮，是导致光老化
皮肤损伤的主要因素。紫外线会触发分子变异，如转录因子的反式激活诱导抗氧化剂的防御功能下
降，ROS积累基因增加，图2.2详细解释了内在因素和外在因素对衰老的影响。可导致面部衰老的因
素还有金属蛋白酶（MMP）。MMP可降解胶原蛋白、弹性蛋白和其他真皮细胞外的基质成分，导致

皮肤纹理变化、褶皱和皱纹的形成。一项比较光损伤皮肤和严格防晒过的皮肤的研究表明，暴露在阳光下的皮肤胶原蛋白总量减少了20%。真皮的退化导致血管紊乱，毛细血管扩张症即表现为在皮肤表面可见血管。

### 吸烟

吸烟也与衰老加速密切相关。香烟中的尼古丁会降低毛细血管血液向皮肤的灌注量，导致皮肤缺乏氧气和营养物质，然后使皮肤恶化和细胞外基质变性和降解。随后脉管系统损失导致皱纹出现和色素异常。吸烟还会导致角质形成细胞发育不良、自由基形成和皮肤粗糙。研究发现，有皱纹形成的吸烟者比不吸烟者高3倍，10年后皱纹风险显著增加。

### 生活方式

营养不良和缺乏运动的生活方式是促进衰老的重要因素。这种不良的生活方式可减少肌肉骨骼组织的再生和重塑，促进脂肪组织的过度沉积，从而损伤身体健康。营养素如蛋白质的缺乏可促进肌肉的分解代谢，同时抑制脂肪分解。饮食中缺乏抗氧化剂，如维生素E、维生素C、维生素D、维生素$B_1$、维生素$B_{12}$和生物活性化合物（多酚、类胡萝卜素、植物甾醇）也可导致ROS的过量积累并加重内在因素所致的衰老的进程。

---

## 面部衰老

人体的每一个部位都会衰老，但面部却是第一个出现衰老迹象的部位。这可能是由于面部是身体中最暴露的部分，从紫外线到空气污染物，所有这些外在因素首先影响的就是面部。面部的解剖特征是很独特的，因为面部包含很多独立的肌筋膜室间隔，虽然这些间隔非常接近，但彼此却是独立的。年轻时，面部结构呈现出光滑、有动感状态，不同解剖区域之间的阴影很小。随着衰老的进展，面部逐渐发生变化，皮肤变薄，皮下组织萎缩、堆积，面部骨骼轮廓和面部韧带的位置发生变化，导致面部美学单位分离，这对面部衰老进程有重要的影响。

随着年龄的增长，面部骨骼在特定部位发生选择性再吸收，包括眼眶的上外侧和下侧、上颌骨的内侧眶下和梨状区域，以及下颌骨的前突区域。

当骨膜隆起时，面部肌肉、脂肪和韧带被重新定位。额头位置的提升会使人出现眉毛"下垂"的外观，改善了上眼眶的边缘，并使内侧眼眶的脂肪膨出。鼻尖的下降会导致上外侧软骨与下外侧软骨之间的附着减弱，从而使鼻子变长或变大。在上脸颊，上颌骨的投影减少会促进泪沟形成、颧弓突出和鼻唇沟的发展。在下面部，下颌骨投影的减少会使下颌更突出。以上是面部老化的主要特征（图2.3）。

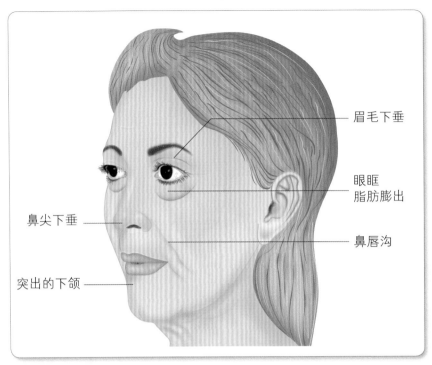

**图 2.3** 面部老化的主要特征

眉毛下垂

眼眶
脂肪膨出

鼻尖下垂

鼻唇沟

突出的下颌

## 衰老的预防

自公元前几世纪以来，人们一直在寻求青春永驻的方法，也可以说是通过任何方法防止内在因素所致的衰老和外在因素所致的衰老，并延长寿命。从远古的神话故事到近代的科学研究，人们已经确定并证实了几种延缓衰老过程的方法（表2.2）。

### 饮食和运动

健康的饮食、充足的睡眠和合理的运动是促进机体内在抗衰老因素再生、增殖和修复的重要因素。富含纤维、单不饱和脂肪酸和抗氧化剂的饮食可使人长寿，并且可以防止多种慢性疾病的发展。良好的营养和合理的运动（如负重运动）对肌肉骨骼的健康是至关重要的，因为一些研究表明，这两种因素都可以延缓肌肉和骨骼萎缩以及与年龄相关的脂肪再分布。

### 使用药用化妆品

结合化妆品和药物功能的制剂（称为药用化妆品）在市场上是可以买到的，药用化妆品含有可预防或逆转衰老的活性成分。最常见的药用化妆品是抗氧化剂和防晒剂。阻挡UV-A和UV-B的广谱防晒霜是保护皮肤和防止光老化的有效产品。在最近的一项随机临床试验中，研究者将903名参与者

**表2.2　延缓衰老过程的策略示例**

| 身体年轻化策略 | 示例 |
| --- | --- |
| 生活方式 | 避免吸烟、日光浴<br>体育锻炼、均衡饮食、保持充足的睡眠 |
| 局部用药 | 抗氧化剂<br>激素替代疗法<br>生长因子、PRP、干细胞 |
| 无创操作 | 化学制剂<br>激光、光学仪器<br>射频<br>皮肤填充剂［玻尿酸（HA）、羟基磷灰石钙（CaHA）、聚左旋乳酸（PLLA）］ |
| PRP（platelet-rich plasma）：富含血小板的血浆 | |

随机分配到每日使用广谱防晒霜组或随意使用广谱防晒霜组，结果表明，与随意组相比，每日使用防晒霜的人没有表现出皮肤老化。

## 应用维A酸和抗氧化维生素

人们已经广泛开展了维生素A衍生物和维A酸的研究，并且最终通过同时刺激真皮成纤维细胞和抑制MMP形成来减少光老化的现象。维A酸还可以预防和逆转防晒皮肤中与年龄相关的变化，有研究显示，在每日用0.025％外用维A酸乳膏治疗9个月后，显示表皮增厚，胶原蛋白和弹性蛋白水平增加。局部应用抗氧化剂维生素B、维生素C和维生素E也被证明可促进胶原蛋白的产生，并可干扰胶原蛋白的分解。

## 激素治疗

激素替代和补充是另一种预防衰老的方法。最明显的效果见于绝经后女性中，雌激素替代疗法或局部应用雌二醇可显著改善绝经后女性的皮肤状态。也有生长激素和DHEA（雄激素和雌激素的前体）疗法对长寿和身体年轻化有效的说法，然而没有临床试验支持这些说法，对它们的使用仍然存在争议。

## 利用生长因子

生长因子、富含血小板的血浆（PRP）和分泌生长因子的干细胞构成了一个新的、不断发展的抗衰老研究领域。PDGF、VEGF、TGF-β和EGF对调节细胞再生的生理过程的多发性影响使其被纳入局部配方，临床研究正在不断评估其疗效。虽然数据是初步的，还不是权威证据，但随着技术的进步，相信我们很快就可以利用这些相关制剂来延缓衰老。

## 其他治疗技术和方法

目前美容医学的多种方法，无论是微创的还是无创的，都可以促进组织再生、修复和生长。在改善美的状态和"恢复青春"的目标的驱动下，这些方法还可以预防和延缓衰老进程。用于皮肤再生的化学换肤、激光和光学仪器以及射频仪器旨在选择性地破坏受损组织，从而在伤口自然愈合的过程中得到新的、健康的皮肤。这些方法在对抗光老化等外在因素致衰老的进程方面非常有效，还可以通过刺激生长因子和其他恢复因子的局部积累来延缓内在因素致衰老的进程。软组织填充剂还可以触发具有身体年轻化作用的分子和细胞再生。玻尿酸（HA）、羟基磷灰石钙（CaHA）和聚左旋乳酸（PLLA）都具有生物刺激特性，可激活成纤维细胞以修复局部组织。

## 结论

随着我们对推动衰老进程的生理机制、导致衰老的内在因素和外在因素以及其对面部和身体其他部位的影响的理解不断深入，我们有了很多方法来延缓和预防衰老。美容医学正在把抗衰老置于前沿位置，通过发明和科学使用抗衰老设备、局部和系统的治疗方法，很快就能让所有人"健康优雅地变老"。

## 参考文献

[1]　Baulieu EE, Thomas G, Legrain S, et al. Dehydroepiandrosterone (DHEA), DHEA sulfate, and aging: contribution of the DHEAge Study to a sociobiomedical issue. Proc Natl Acad Sci USA 2000; 97:4279–4284.

[2]　Bowes LE, Goldman MP. Sclerotherapy of reticular and telangiectatic veins of the face, hands, and chest. Dermatol Surg 2002; 28:46–51.

[3]　Brenner S, Dascalu D. Aging of the skin: prevention and treatment. Harefuah 1991; 120:206–208.

[4]　Collino S, Martin FP, Karagounis LG, et al. Reprint of: Musculoskeletal system in the old age and the demand for healthy ageing biomarkers. Mech Ageing Dev 2014; 136–137:94–100.

[5]　Dangi-Garimella S. Early cellular aging: salt and the telomeres. Am J Manag Care 2014; 20(10 Spec No):SP296–297.

[6]　El-Domyati M, Attia S, Saleh F, et al. Intrinsic aging vs. photoaging: a comparative histopathological, immunohistochemical, and ultrastructural study of skin. Exp Dermatol 2002; 11:398–405.

[7]　Englund M. The role of biomechanics in the initiation and progression of OA of the knee. Best Pract Res Clin Rheumatol 2010; 24:39–46.

[8]　Fabi S, Sundaram H. The potential of topical and injectable growth factors and cytokines for skin rejuvenation. Facial Plast Surg 2014; 30:157–171.

[9]　Farage MA, Miller KW, Elsner P, Maibach HI. Intrinsic and extrinsic factors in skin ageing: a review. Int J Cosmet Sci 2008; 30:87–95.

[10]　Ganceviciene R, Liakou AI, Theodoridis A, et al. Skin anti-aging strategies. Dermatoendocrinol 2012; 4:308–319.

[11]　Hughes MC, Williams GM, Baker P, Green AC. Sunscreen and prevention of skin aging: a randomized trial. Ann Intern Med 2013; 158:781–790.

[12]　Kotani K, Tokunaga K, Fujioka S, et al. Sexual dimorphism of age-related changes in whole-body fat distribution in the obese. Int J Obes Relat Metab Disord 1994; 18:207–212.

[13]　Leow YH, Maibach MI. Cigarette smoking, cutaneous vasculature, and tissue oxygen. Clin Dermatol 1998; 16:579–584.

[14]　Mendelson B, Wong CH. Changes in the facial skeleton with aging: implications and clinical applications in facial rejuvenation. Aesthetic Plast Surg 2012; 36:753–760.

[15]　Mitchell WK, Williams J, Atherton P, et al. Sarcopenia, dynapenia, and the impact of advancing age on human skeletal muscle size and

strength; a quantitative review. Front Physiol 2012; 3:260.

[16] Nordin BE. Redefining osteoporosis. Calcif Tissue Int 2008; 83:365–367.

[17] Prentice AM, Jebb SA. Beyond body mass index. Obes Rev 2001; 2:141–147.

[18] Rittié L, Fisher GJ. Natural and sun-induced aging of human skin. Cold Spring Harb Perspect Med 2015; 5.

[19] Shlivko IL, Petrova GA, Zor'kina MV, et al. Complex assessment of age-specific morphofunctional features of skin of different anatomic localizations. Skin Res Technol 2013; 19:e85–e92.

[20] Tan SL, Brandt MG, Yeung JC, et al. The aesthetic unit principle of facial aging. JAMA Facial Plast Surg 2015; 17:33–38.

[21] Zamboni M, Rossi AP, Fantin F, et al. Adipose tissue, diet and aging. Mech Ageing Dev 2014; 136–137:129–137.

# 3D 全身年轻化方法

*Paraskevi Briassouli, Andrew S.Dorizas*

## 引言

身体年轻化是一个富有创新、不断发展的领域，对许多患者的生活质量具有令人难以置信的积极作用。身体变化背后的病理生理学与衰老、遗传、怀孕和体重减轻有着复杂和多重的关系。同一患者可能会出现多种临床症状，例如色素沉着、弹性变差、皮肤松弛、血管病变，以及脂肪、骨骼和肌肉萎缩。要综合考量患者的个体需求和解剖功能来制订个体化的治疗方案。多种治疗方式的联合将产生更好的结果。本章概述了3D全身年轻化方法的原理，并根据已发表的关于其功效和安全性的科学证据，描述了相关技术的前景。

## 3D 全身年轻化的原则

3D全身年轻化的模式转变是向多维度方向发展的（图3.1），在这种转变中，受影响的皮肤层（即表皮、真皮和皮下组织）可通过专门针对皮肤的疗法单独治疗。可应用填充和提升技术来解决骨骼和肌肉萎缩等缺陷。通过对身体复杂的生理机制，以及每个患者解剖结构的研究，制定出一个三维立体的修复方案并实施，可以得到患者和医生都满意的结果。推动这一方法的3个关键原则如下：

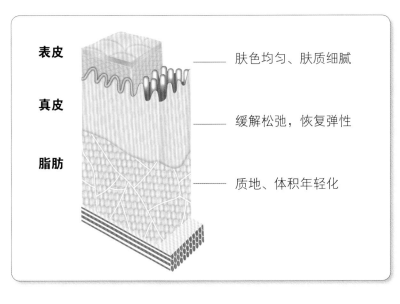

**图 3.1** 3D 全身年轻化的模式转变

表皮 —— 肤色均匀、肤质细腻

真皮 —— 缓解松弛，恢复弹性

脂肪 —— 质地、体积年轻化

（1）**靶向细胞更新**：表皮靶向细胞更新既能促进细胞的健康更新，又能恢复细胞的生色团分布均匀。

（2）**针对真皮再生**：真皮再生的重点是刺激真皮乳头的网络纤维，引起胶原蛋白和弹性蛋白基质的重塑。真皮重塑方面，应专注于真皮年轻化，刺激真皮乳头的网络纤维，引起胶原蛋白和弹性蛋白再生。

（3）**靶向体积充盈和载体提升**：靶向区域包括真皮深层、脂肪层、肌肉层和骨骼层，脂肪的重新分布可表现为局部脂肪沉积或脂肪萎缩。这两种情况都需要通过特殊的能量装置、容量填充剂或多种方法的联合来实现矫正目的。在皮肤深层，肌肉和骨骼萎缩造成的容量损失也可以通过填充剂或生物刺激组织的再生能力来修复，这些方法是在仔细评估深层解剖结构之后进行的。

## 面部和身体其他部位年轻化治疗

成功的面部和身体其他部位年轻化治疗依赖于医生对动态衰老过程有深入的了解并能够为每个患者制定真正个性化的治疗计划。

面部衰老的特征如下：

· 胶原蛋白/弹性蛋白基质被外在因素（如阳光暴晒）和内在因素（如新陈代谢降低）降解。

· 浅表和深层脂肪垫萎缩。

· 颅面重塑和面部肌肉的力学特定模式改变。

总的来说，这些症状在临床上表现为动态性皱纹、静态性皱纹、真皮萎缩、弹性减退、色斑、雀斑、毛细血管扩张和弥漫性红斑（图3.2）。与面部相比，身体其他部位年轻化最近才得到大众的关注，越来越多的患者寻求新的、更有效的身体轮廓塑形和紧致皮肤的治疗方式。这在一定程度上是受到了社会环境的影响，但主要是因为美容医学的发展和最近出现了新的、无创的、停工时间短且安全和有效的治疗方法。身体其他部位衰老的迹象不像面部那么明显，因为它们受外在因素如紫外线照射的影响较小，而内在因素所致的衰老过程会导致一系列不同的临床症状，即肌肉萎缩和脂肪堆积或脂肪再分布。身体其他部位年轻化治疗的主要关注点是去除多余的脂肪（对于腹部、臀部和背部），塑造局部的"小脂肪袋"（对于上臂和大腿外侧），改善皮肤松弛程度（对于腹部、颈部、手部、手臂和膝盖）。患者可能要求改善肥大部位，在这种情况下，医生的目标是为患者制定适合其个人的方案，以塑造最佳的身形。臀大肌增大术最近很流行，主要的美容效果是增加臀大肌的容积（使臀部突出和对称），增加臀纹横的分辨率，减少脂肪团，以及改善松弛情况。

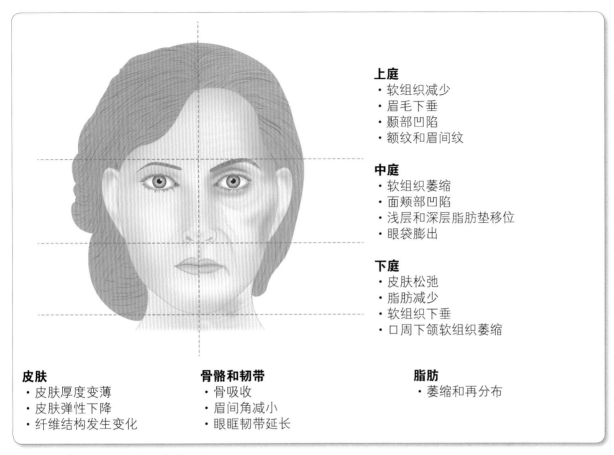

**图 3.2**　年龄相关的面部组织变化

上庭
- 软组织减少
- 眉毛下垂
- 颞部凹陷
- 额纹和眉间纹

中庭
- 软组织萎缩
- 面颊部凹陷
- 浅层和深层脂肪垫移位
- 眼袋膨出

下庭
- 皮肤松弛
- 脂肪减少
- 软组织下垂
- 口周下颌软组织萎缩

皮肤
- 皮肤厚度变薄
- 皮肤弹性下降
- 纤维结构发生变化

骨骼和韧带
- 骨吸收
- 眉间角减小
- 眼眶韧带延长

脂肪
- 萎缩和再分布

## 3D 全身年轻化的第一原理

　　表皮再生的治疗方式包括去角质疗法和非剥脱（激光）疗法。虽然这两种方法都以去除色素为目标，但去角质疗法在改善整体皮肤质地和光泽方面稍有优势，而非剥脱（激光）疗法在改善弥漫性红斑和毛细血管扩张症等色素异常方面有优势。

### 化学换肤和皮肤磨削

　　化学换肤以真皮–表皮交界面为靶点降低角质细胞黏附和刺激增加皮肤胶原蛋白的产生，使其可在3~5天内进行再生。目前用于表皮剥离疗法的常用试剂包括羟基酸，例如乙醇酸、水杨酸、$\alpha$–羟基酸和维A酸。在浓度为10%~20%时，三氯乙酸也可用于表面剥离（表3.1）。

　　皮肤磨削由负压系统组成，该系统将氧化铝（$Al_2O_3$）晶体输送到皮肤上，同时对使用过的晶体进行负压回吸收集。通过角质层的再生、增加表皮厚度和胶原组织来改善皮肤的质地和整体外观，从而促进皮肤的年轻化。最近，人们将这项技术与其他方法结合应用于临床，如用低强度激光治疗或化学剥脱来提高疗效。

**表3.1 化学换肤和皮肤磨削方法汇总**

| 深度 | 成分 |
|---|---|
| 非常浅表 | 30%~50%乙醇酸，涂抹1~2min<br>涂抹1~3层杰斯纳(间苯二酚、水杨酸、乳酸、乙醇)溶液<br>涂抹1层10%的三氯乙酸(TCA) |
| 浅表 | 涂抹50%~70%的乙醇酸，2~5min<br>涂抹4~10层杰斯纳溶液<br>涂抹10%~30%的三氯乙酸(TCA) |
| 中度 | 涂抹70%的乙醇酸，3~15min<br>涂抹35%~50%的三氯乙酸(TCA) |
| 深度 | 涂抹88%的苯酚<br>按贝克–戈登苯酚公式配置(88%苯酚、蒸馏水、皂液、巴豆油) |

## 非剥脱方式

大多数非剥脱性的皮肤表面处理方式，如色素或血管激光和强脉冲光（IPL）技术，通过生色团吸收光子，导致靶结构光热分解，而不会引起表皮损伤或组织剥脱。这样能够以最小的损害改善色素异常和血管状况，这种疗法恢复时间快，治疗后红斑相对较少，并发症的发生风险较低。

### 色素沉着

黑色素对500~1100nm波长的光有较强的吸收性，这种吸收性随着波长的增加而逐渐减小。选择最佳治疗波长的光需要考虑其他因素，如与血红蛋白的竞争和短波长的穿透深度有限。因此，皮肤中黑色素吸收光的理想波长为600~1100nm。调Q（QS）激光器可提供纳秒范围内、具有持续脉冲的超强高能激光脉冲。吸收以这种方式发出的光，可以使黑色素小体内产生声波而去除黑色素。常用的激光器有694nm QS红宝石激光器、755nm QS翠绿宝石激光器、1064nm QS Nd∶YAG激光器和532nm QS Nd∶YAG激光器。新型皮秒激光器能够发射小于1ns的光脉冲。这些激光器有多种波长（包括532nm、755nm和1064nm）的激光。随着研究的增多，这些激光器可能会比调Q激光器更受人们欢迎，因为它们能够以更低的能量密度进行治疗，并且有更少的副作用。

脉宽为毫秒的长脉冲激光（694nm红宝石激光、755nm翠绿宝石激光和1064nm Nd∶YAG激光）也可用于治疗色素性病变（图3.3）。IPL的频谱为500~1200nm，对黑色素也有很强的靶向作用（图3.4）。

### 血管病变

激光和IPL治疗的疗效源于血红蛋白对光的吸收和对单位面积皮肤的能量输送量（Fluence）的

适当设置，这是有效和安全治疗血管病变的重要因素。激光和IPL所提供的能量必须足以使生色团吸收足够的热量来引起血管凝固，但不应达到对皮肤造成过度损害的程度。皮肤冷却机制可以用来降低与使用高能量密度相关的皮肤损伤的风险。血管病变治疗过程中的主要生色团是氧合血红蛋白。在血红蛋白的主要吸收峰（577~660nm）附近发射光的激光器，如585nm或595nm脉冲染料激光器和532nm Nd：YAG激光器，通常用于血管病变的治疗。短的脉冲持续时间（如0.45ms）往往导致靶血管的快速加热和破裂，导致治疗后出现紫癜。相反，较长的脉冲持续时间可以在更长的时间内提供光能，并允许目标血管缓慢加热，从而防止血管突然破裂并降低紫癜的发生风险。长脉冲也可能对大血管有破坏作用，因为在长脉冲持续时间内发生的热量积累可能促进大血管的凝固。有证据表明，可用毫秒脉冲染料激光或Nd：YAG激光治疗较小的浅表血管，如毛细血管扩张症（图3.5）。较大、较深的血管最好用1064nm Nd：YAG激光治疗（图3.6）。这些较长波长的激光技术在管理下肢静脉以及治疗深色皮肤方面发挥了主导作用，因为它们具有几个优点：治疗较大的下肢血管，其直径可达4mm，穿透深度可达3~4mm。

强脉冲光（IPL）产生的光的波长为515~1200nm，通过选择性滤光片，也可用于治疗浅表和深部较大的血管。IPL的功能是很强大的，但可能需要比激光治疗更多的疗程才能达到同样的临床效果。在IPL治疗中使用皮肤冷却技术可降低色素相关不良反应的发生风险。

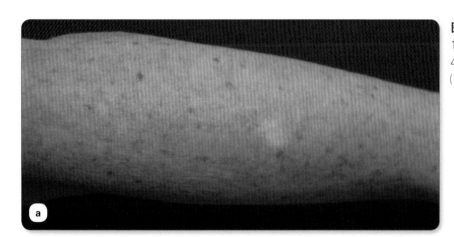

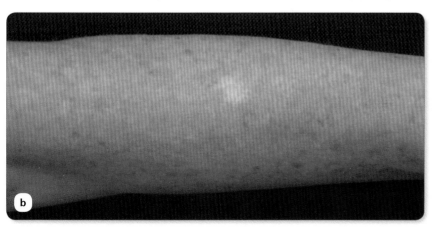

**图 3.3**　色素沉着的治疗。（a）用 1064 nm Nd：YAG 激 光（100mJ，40ms，10Hz，5mm 光斑）治疗。（b）治疗 2 个月后

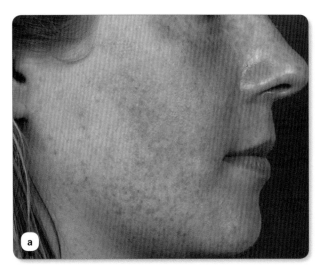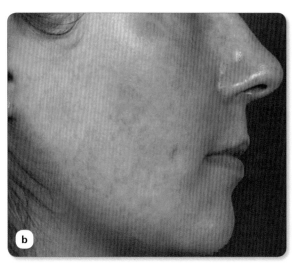

**图 3.4** （a）治疗前。（b）两次 IPL（17J/cm$^2$）改善色素处理后 7 周

## 3D 全身年轻化的第二原理：真皮再生

主要针对真皮乳头层和深层的真皮纤维网。临床上有几种不同的治疗措施用于治疗皮肤松弛，这些治疗措施可以分为基于光的治疗措施（如激光和广谱光源）、基于超声或射频的治疗措施以及结合不同模式的治疗措施。具有红外光谱波长的光可被组织中的水强烈吸收，从而到达较深的层次，而没有或仅有少量表皮剥脱，伴随着较短的停工时间。

### 点阵激光

虽然皮肤再生的黄金标准是CO$_2$（10 600nm）激光，但由于恢复时间长，并发症的风险很大，因此限制了它的使用范围，近年发展出点阵激光治疗。点阵激光治疗是用激光照射在皮肤上形成有规律排列微细的小孔，从而在皮肤层形成热剥脱、热凝固、热效应3个区域的多个三维立体柱状微热损伤区（MTZ区），继而引起一连串的皮肤生化反应，刺激皮肤进行自我修复。在48h或72h的急性热损伤后，一个阶段的再上皮化和修复开始，这是由相邻的完整组织柱介导的。每一个微热损伤区周围都有未损伤的正常组织，其角质细胞可以迅速聚集，使其很快愈合。MTZ区部分修复的优点是刺激胶原的合成、收缩和增生。

证明点阵激光有效性的研究实例包括使用点阵1550nm Er：YAG激光治疗颈部、胸背部、双手纹理和色差。结合1550nm Er：YAG激光和1927nm Tu：YAG激光的新型分式双波长激光在治疗面部和非面部光损伤方面也显示出了良好的临床效果。对于水分子，1927nm波长的光较1550nm波长的光具有更高的吸收系数，同时具有更强的瞄准表皮（如色素沉着和色差）的能力。

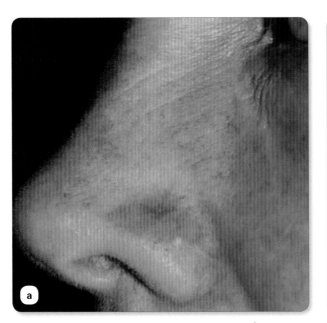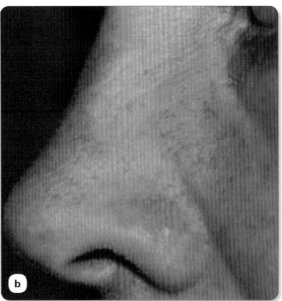

**图 3.5**　用双频 532nm/1064nm 激光（10J/cm$^2$，15ms）治疗面部毛细血管扩张症 2 次。（a）治疗前。（b）治疗后 3 个月

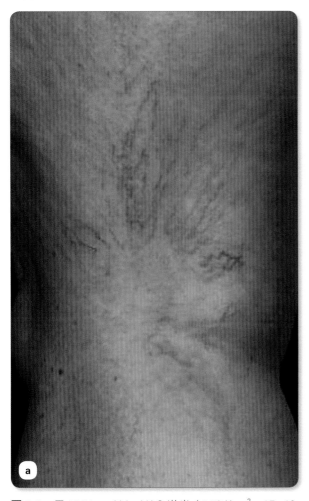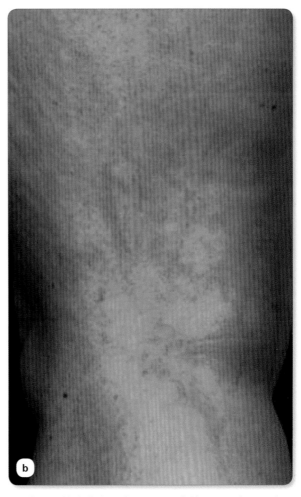

**图 3.6**　用 1064nm Nd：YAG 激光（140J/cm$^2$，15~40ms）治疗下肢静脉曲张 2 次。（a）治疗前。（b）术后 3 个月

## 宽谱红外光

一些红外设备发出的波长为1000~1800nm的红外光也能深入穿透真皮网状结构，通过滤除较短的波长的光，其余波长的光可避开色素、血管吸收，使得黑色素小体和血红蛋白无应答。当这些设备发出的光被真皮中的水和胶原纤维吸收时，真皮就会受热，导致胶原收缩和新的胶原蛋白的形成，从而改善皱纹和皮肤松弛的外观。冷却皮肤技术，如冷冻剂喷雾，对于防止热对表皮的损害是必不可少的。1064nm Nd：YAG激光器采用高功率微脉冲、高频率和大光斑可进行大体积加热，已显示出良好的临床效果。激光辅助组织凝固收紧面部和颈部轮廓的方法是利用1440nm波长的激光在纤维间隔和真皮结构中产生胶原变性（图3.7）。不良反应仅偶见，包括短暂性、轻度肿胀和瘀青，未经干预，可在2~3周内得到缓解。

发射波长为1100~1800nm的红外宽谱设备也显示出收紧皮肤的功效，而且与非汽化红外激光的治疗不同，这种设备发射的激光仅可使患者产生轻微的不适。在一项对25名眉毛、面颊、颈部和（或）下面部松弛患者进行的研究中，进行1~3次治疗（20~30J/cm$^2$）后，使24名患者中的18名眉毛提升，18名患者的面颊或颈部松弛得到改善。

## 射频

射频（RF）设备产生的电流可加热真皮，其穿透深度随传输类型的不同而不同。RF治疗可导致胶原收缩，表现为立即收紧皮肤并诱导随后的胶原增生。与非汽化红外光源一样，这些设备可以使用皮肤冷却装置（例如冷却模块及电容式耦合凝胶）来防止与热相关的表皮损伤和振动以最大限度地减少患者的不适。

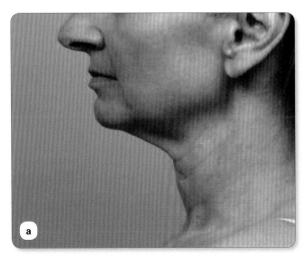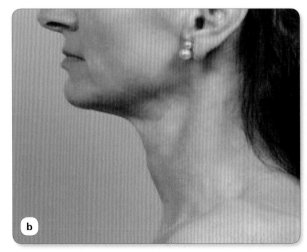

**图 3.7** （a）治疗前。（b）用 1440nm 激光治疗面颊松弛后 7 个月

目前市场上的几种射频设备因电极数量的不同而有所不同（表3.2）。单极设备有1个电极和1个接地垫，它被放置在身体下面。电极尖端的电能浓度最高，由此产生热量，越往远端电能逐渐越少。可通过显著改善面部和非面部部位皮肤的紧缩度来证明射频设备的临床疗效（图3.8）。双极设备由2个电极组成，没有接地垫，发射快速的交流电。多极设备的工作原理类似于双极设备，但由3个或3个以上的电极组成。一个电极保持正电荷，而另一个电极带负电荷。电极在正电荷和负电荷之间交替，以避免过热。人们常将射频法与其他治疗方法联合应用，以提高治疗效果和减少不良反应。

| 表3.2　射频设备分类 |
| --- |
| **一代** |
| 单极射频 |
| **二代** |
| 双极射频 |
| 双击射频 +脉冲光 |
| **三代** |
| 多发生器射频 |
| 多频射频 |
| 多极射频 |
| **四代** |
| 多极射频+脉冲电磁场 |
| 多极射频+脉冲电磁场：负压吸引器 |
| **五代** |
| 点阵射频 |
| 微针射频 |
| 点阵微针射频 |
| **六代** |
| 靶向射频导管内给药系统 |

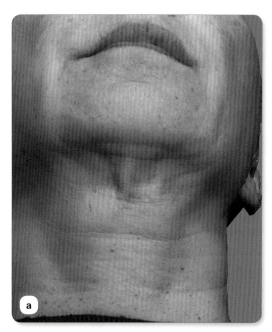

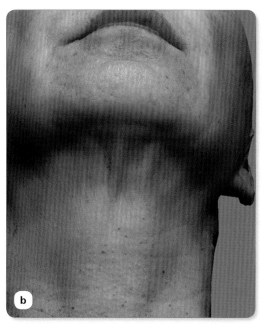

**图 3.8**　单极射频装置进行颈部紧肤治疗。（a）治疗前.（b）治疗后 6 个月

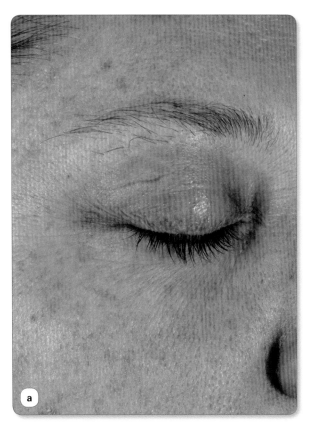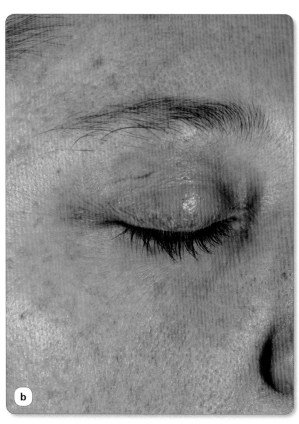

**图 3.9**　用射频治疗仪和脉冲电磁场（PEMF）进行面部紧缩术。（a）治疗前。（b）治疗后 2 个月

　　多种设备可以与RF联合使用，包括宽谱光、激光、超声、微针和真空设备，从而产生协同治疗效果（图3.9）。新一代射频技术可同时使用6个或更多个相控射频发生器，产生多个电场，将射频能量精确地三维传输到皮肤和皮下目标区域，从而最大限度地减少通过表皮的能量流动，而无须主动冷却。

　　射频设备的升级款包括包含微针电极阵列的设备，可直接对网状真皮造成热损伤，并在皮肤内形成烧蚀微孔。部分射频设备可导致干性微剥脱，在烧蚀脉冲之间留下未受影响的健康组织，从而有助于皮肤快速愈合（图3.10）。点阵RF在治疗面部皮肤松弛方面已显示出疗效，可产生新的弹性蛋白，以及改善皮肤质地，这表明它对表皮层具有很好的抗衰老作用。

## 超声

　　可促进皮肤再生的设备还有聚焦超声，它通过在集束区域内选择性地热凝固来工作，而不会影响到其余区域。组织的加热过程是由超声波产生的振动引起分子间的摩擦产热完成的。根据探头类型（4~7MHz），该系统可在3~4.5mm深度创建约1mm³的真皮凝固区。将聚焦的热量传递到真皮的同一传感器也被用来获得皮肤的超声图像，然后用来瞄准正确的穿透深度。这是此设备所特有的。组

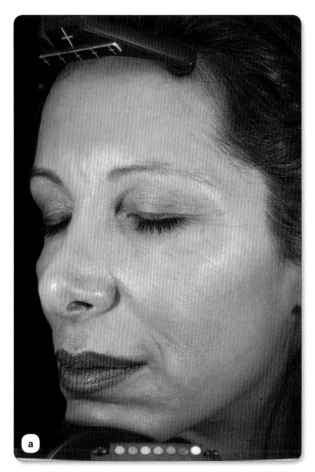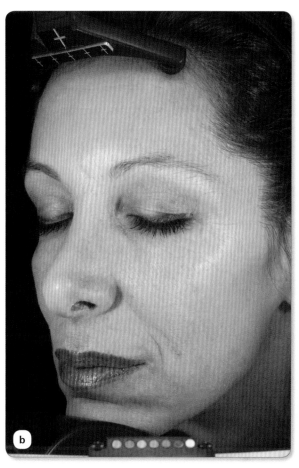

**图 3.10**　用纳米射频治疗仪进行 3 次面部紧致治疗。(a) 治疗前。(b) 治疗后 3 个月

织学和临床证明，聚焦超声可以凝固胶原蛋白，从而收紧面部和非面部皮肤（图3.11）。该设备具有安全和非汽化剥脱的特性，只给患者带来极轻微的不适。其副作用很少，主要是治疗后立即出现轻度到中度红斑，极少有白色条纹状突起出现。最近一项使用该设备治疗18名患者的手臂、膝盖和大腿内侧的疗效的报告显示，在6个月的随访中，每个治疗区域的皮肤收紧和提升有统计学意义上的差异。

## 物理溶脂技术

　　皮下脂肪组织增厚以及由此产生的血液和淋巴流动障碍在局部脂肪沉积和脂肪团的形成中起着重要作用。超声波、射频、低强度激光治疗和冷冻溶脂法是已在临床应用中显示出减脂效果的主要无创方法（表3.3）。

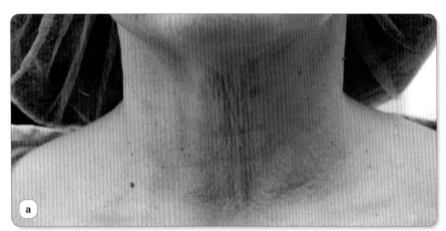

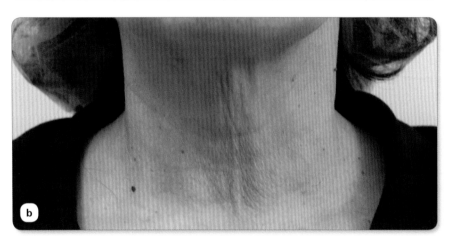

**图3.11** 用聚焦超声进行颈部年轻化治疗。(a) 治疗前。(b) 治疗后1个月

| 表3.3 物理溶脂技术 | | | | |
|---|---|---|---|---|
| **方法** | **原理** | **疼痛水平** | **副作用** | **周期(月)** |
| 高强度聚焦超声 | 超声波聚焦 | 高 | 瘀青、敏感 | 1~2 |
| 声波疗法 | 细胞死亡 | 无 | 无 | 8 |
| 射频 | 细胞死亡 | 中度 | 发红、敏感 | 2~3 |
| 低强度激光疗法 | 细胞死亡 | 无 | 无 | 6 |
| 冷冻溶脂 | 细胞死亡 | 低 | 麻木、瘀青 | 1~2 |

## 超声波

有两种不同的超声波疗法可被用来治疗局部脂肪堆积，即高强度聚焦超声（HIFU）和声波疗法（AWT）。高强度聚焦超声疗法是剥脱皮下组织，产生分子振动，从而提高组织温度，促进细胞坏死。在高频下，超声波能量汇聚，使真皮和周围组织不受影响，同时导致脂肪层脂肪溶解，刺激巨

噬细胞吞噬细胞碎片（如细胞外脂质）。声波疗法是一种治疗局部脂肪堆积的替代疗法，即高强度超声波通过引起剪切应力和诱导脂肪溶解的方法来破坏脂肪细胞的细胞膜。最近一项使用AWT治疗臀部或大腿局部脂肪的研究表明，这种治疗方法是安全有效的。效果包括缩小大腿周长、增强皮肤硬度和改善脂肪团外观（图3.12）。

## 射频

临床上已将射频设备用于减少脂肪和塑造身体轮廓，虽然该适应证还没有得到FDA批准，但基于研究数据推测的作用机制表明，在射频能量将脂肪组织加热到45℃后，脂肪细胞的活力丧失60%。

射频设备的局限性包括组织加热缺乏均匀性和一致性，以及有与治疗相关的疼痛和不适，因此人们开发出了一种新的射频设备，即利用双极技术提供选择性的射频。在大面积区域的深层组织上电磁场以无线方式发射和传送，可更好地吸收能量。该设备使用的频率最适合阻抗深层脂肪细胞。临床试验证明了该设备的有效性，41名患者每周接受4次30min的腹部和侧腹治疗，腹围减少，副反应少，患者满意度较高。

## 低强度和高强度激光治疗

低强度激光治疗（LLLT）的能量不会立即导致组织温度升高，也不会造成组织结构的宏观可见的变化，因此被用来进行缩小腰部、臀部和大腿周长的治疗。虽然LLLT的作用机制尚有争议，但有

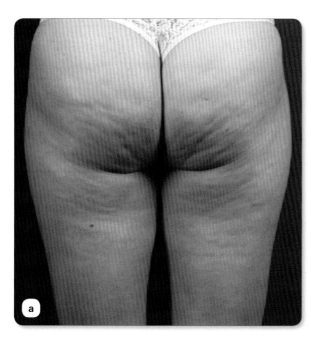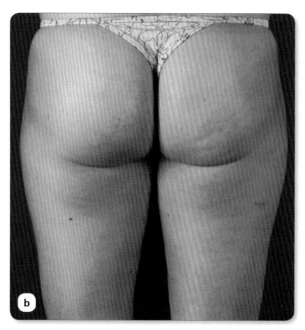

**图3.12**　大腿外侧的AWT（1500脉冲/平面，3000脉冲/径向机头）降脂治疗。（a）治疗前。（b）8次治疗后1个月

人认为LLLT的能量会穿透脂肪最初的几毫米，在脂肪细胞的细胞膜上产生一个暂时性的孔隙，脂质通过这个孔隙释放到间质空间，然后由淋巴系统逐渐清除，从而导致组织体积减小。635nm激光器是首个得到美国食品和药物监督管理局（FDA）许可的无创美容设备，研究者开展了一项针对67名参与者的多中心、双盲、随机安慰剂对照研究，对患者的腰部、臀部和大腿周长进行缩小治疗。这项研究的结果显示，患者的腰部、臀部和大腿周长在短短2周内平均减少9cm。

高强度激光治疗设备，即将带有侧面发射光纤和温度传感套管的1440nm Nd∶YAG脉冲激光置于皮下，其特点是能够选择性地溶解真皮下的脂肪细胞，切断连接真皮和肌肉层的皮下隔膜，从内向外加热真皮，通过刺激皮肤再生和胶原增生来增加真皮厚度和皮肤弹性。这3个作用可导致皮下脂肪减少、改善皮肤质地和减少脂肪团。研究者进行的5项观察性研究评估了1440nm Nd∶YAG激光器的治疗效果，确认了该设备的总体临床疗效。

### 冷冻溶脂法

低温脂肪分解的有效性是基于这样一个前提：脂肪细胞比其他皮肤细胞更容易冷却，寒冷会触发脂肪细胞的凋亡，使之随后被巨噬细胞吞噬和消化。虽然效果不是很明显，但治疗后3天左右就会出现炎症反应，14~30天，脂肪细胞被吞噬细胞清除。治疗后2~3个月，治疗区域的脂肪体积明显减小，小叶间隔占组织体积的绝大部分。2010年，FDA批准了一种用于减少腰部和腹部脂肪的低温多聚设备，并于2014年批准了将一种治疗大腿部皮下脂肪的设备用于临床。该设备由杯状手柄和两个冷却板组成，应用于治疗区域。每个区域的治疗时间约为45min，完成后按摩2min，以改善临床效果。在人体上进行的几项研究已经显示出其良好的疗效。最近一项多中心的回顾性研究显示，518名患者的腹部、背部和腰部有了改善。

# 3D 年轻化的第三原理：容量重建和矢量提升

可注射性软组织填充剂越来越多地被用来恢复面部和非面部部位的容量缺失。最适合这种方法的填充剂是玻尿酸（HA）、聚左旋乳酸（PLLA）和羟基磷灰石钙（CaHA）。

### 玻尿酸

玻尿酸是一种天然的黏多糖，在维持皮肤结构和功能中起着至关重要的作用，其高保水能力对于维持皮肤的水分具有重要的作用。将外源性HA注射到皮肤中，可有效地减少可见的容量缺失迹象，同时在治疗后呈现自然的外观和感觉。虽然FDA只批准将HA填充剂用于治疗鼻唇沟和中面部容量缺失，但这些产品已被用于各种其他的适应证的治疗，包括治疗木偶线、抬头纹、与年龄有关的手背脂肪减少和嘴唇、下巴的增大，面颊填充后的临床效果通常持续6~12个月。

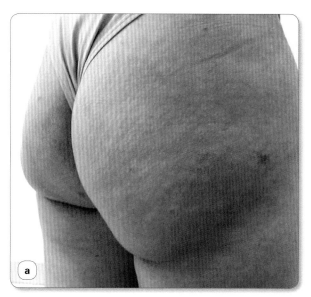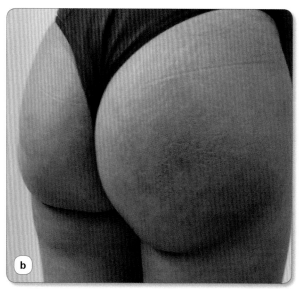

**图 3.13**　臀部注射 CaHA 填充剂（1.5 支 / 侧）治疗 2 次。（a）治疗前。（b）治疗后 2 个月

## 聚左旋乳酸

　　PLLA是一种具有生物相容性的、可降解、无免疫排斥性、半永久性的软组织填充剂，可刺激局部成纤维细胞合成胶原、活性增加。它可被注射在真皮网状层和皮下组织中，多次注射后，效果可持续2年或更长时间。它已被证明可用于进行手、颈部和胸部等非面部光老化方面的治疗。最近的一项研究调查了PLLA在臀部区域的使用情况，17例患者接受了1~3次PLLA皮下注射，使该区域得到了80%~100%的改善，没有明显的不良反应（图3.13）。

## 羟基磷灰石钙

　　CaHA填充剂由直径为25~45 μm的微球组成，并混合在含有水、甘油和羧甲基纤维素钠的凝胶中。注射后，CaHA颗粒与薄的结缔组织固定在一起，周围组织无反应，可发生迁移或异位骨生长。18个月后，微球开始降解为钙离子和磷酸盐离子组成的代谢物。除了可用于面部美容外，CaHA尤其适合于治疗手部的容量损失，因为它能产生平滑和自然的效果。研究显示，其效果良好，唯一的副作用是暂时性肿胀。

## 注射处理

　　全身年轻化技术的发展促进了注射诊疗的规范化，特别是与体外方法相结合对减少皮下脂肪有很好的疗效。在动物和临床研究中，有3种化合物正被评估：脱氧胆酸、沙美特罗、溶组织梭菌胶原酶。

纯化合成的一种脱氧胆酸（ATX-101）最近得到了FDA的批准，可用于颏下塑形。ATX-101的作用机制是破坏脂肪细胞和促进炎症反应，导致脂肪细胞减少和有限的纤维化。在欧洲和美国进行的4个大型多中心、随机、双盲的第三阶段试验证实了ATX-101皮下注射在减少SMF和改善皮肤松弛方面的有效性。临床研究仅限于SMF，但该化合物具有治疗身体其他部位的潜力。由于不同体脂间隔的显微解剖和生理上的差异，结果和安全问题可能有所不同。

研究者正在开展将沙美特罗（一种长效肾上腺素β2受体激动剂）化合物用于治疗局部脂肪的临床研究。其机制是沙美特罗可激活脂肪细胞的β2受体，导致甘油三酯的代谢和脂肪脂解。

溶组织梭菌胶原酶是一种由分解胶原蛋白的细菌产生的酶，研究者正在研究它在治疗脂肪团和改善皮肤质地方面的效果。

## 结论

通过非侵入性手段进行人体轮廓塑形已成为美容外科领域中最具吸引力的治疗方法之一。患者的期望和要求已经推动该领域朝着安全性高、创伤性小、舒适性好、副作用少和恢复时间短的方向发展。身体年轻化的未来极有可能实现轻度病例的完全无创、中度病例的微创或者重度病例的外科手术治疗。具体实现3种不同类型身体年轻化的方法，再加上新兴的注射治疗方法，为治疗医生提供精确的工具，可达到最佳的临床效果和患者满意度。将物理疗法与填充剂联合使用来治疗肤色异常、皮肤弹性下降、深皱纹、血管病变、脂肪松弛和多余，可提高临床疗效和患者满意度。

## 参考文献

[1] Afrooz PN, Pozner JN, DiBernardo BE. Noninvasive and minimally invasive techniques in body contouring. Clin Plast Surg 2014; 41:789–804.

[2] Alexiades-Armenakas M. Aging facial skin: infrared broad band light technologies. Facial Plast Surg Clin North Am 2011; 19:361–370.

[3] Brauer JA, McDaniel DH, Bloom BS, et al. Nonablative 1927 nm fractional resurfacing for the treatment of facial photopigmentation. J Drugs Dermatol 2014; 13:1317–1322.

[4] Busso M, Applebaum D. Hand augmentation with Radiesse (Calcium hydroxylapatite). Dermatol Ther 2007; 20:385–387.

[5] Cohen JL, Dayan SH, Brandt FS, et al. Systematic review of clinical trials of small- and large-gel-particle hyaluronic acid injectable fillers for aesthetic soft tissue augmentation. Dermatol Surg 2013; 39:205–231.

[6] DiBernardo B, Sasaki G, Katz BE. A multicenter study for a single, three-step laser treatment for cellulite using a 1440-nm Nd:YAG laser, a novel side-firing fiber, and a temperature-sensing cannula. Aesthet Surg J 2013; 33:576–584.

[7] DiBernardo BE. Treatment of cellulite using a 1440-nm pulsed laser with one-year follow-up. Aesthet Surg J 2011; 31:328–341.

[8] el-Domyati M, el-Ammawi TS, Medhat W, et al. Radiofrequency facial rejuvenation: evidence-based effect. J Am Acad Dermatol 2011; 64:524–535.

[9] Fajkošová K, Machovcová A, Onder M, Fritz K. Selective radiofrequency therapy as a non-invasive approach for contactless body contouring and circumferential reduction. J Drugs Dermatol 2014; 13:291–296.

[10] Goldberg DJ, Hussain M, Fazeli A, Berlin AL. Treatment of skin laxity of the lower face and neck in older individuals with a broad-spectrum infrared light device. J Cosmet Laser Ther 2007; 9:35–40.

[11] Jackson RF, Dedo DD, Roche GC, et al. Low-level laser therapy as a non-invasive approach for body contouring: a randomized, controlled study. Lasers Surg Med 2009; 41:799–809.

[12] Krueger N, Mai SV, Luebberding S, Sadick NS. Cryolipolysis for noninvasive body contouring: clinical efficacy and patient satisfaction. Clin Cosmet Investig Dermatol 2014; 7:201–205.

[13] Luebberding S, Krueger N, Sadick NS. Cellulite: an evidence-based review. Am J Clin Dermatol 2015;16:243–256.

[14] Nassar AH, Dorizas AS, Shafai A, Sadick NS. A randomized, controlled clinical study to investigate the safety and efficacy of acoustic wave therapy in body contouring. Dermatol Surg 2015; 41:366–370.

[15] Polder KD, Harrison A, Eubanks LE, Bruce S. 1,927-nm fractional thulium fiber laser for the treatment of nonfacial photodamage: a pilot study. Dermatol Surg 2011; 37:342–348.

[16] Pritzker RN, Robinson DM. Updates in noninvasive and minimally invasive skin tightening. Semin Cutan Med Surg 2014; 33:182–187.

[17] Reilly MJ, Tomsic JA, Fernandez SJ, Davison SP. Effect of facial rejuvenation surgery on perceived attractiveness, femininity, and personality. JAMA Facial Plast Surg 2015; 17:202–207.

[18] Sadick NS, Malerich SA, Nassar AH, Dorizas AS. Radiofrequency: an update on latest innovations. J Drugs Dermatol 2014; 13:1331–1335.

[19] Sadick NS, Smoller B. A study examining the safety and efficacy of a fractional laser in the treatment of photodamage on the hands. J Cosmet Laser Ther 2009; 11:29–33.

[20] Sadick NS. Laser treatment of leg veins. Skin Therapy Lett 2004; 9:6–9.

[21] Sadick NS. Long-term results with a multiple synchronized-pulse 1064 nm Nd:YAG laser for the treatment of leg venulectasias and reticular veins. Dermatol Surg 2001; 27:365–369.

[22] Trelles MA, Alvarez X, Martín-Vázquez MJ, et al. Assessment of the efficacy of nonablative long-pulsed 1064-nm Nd:YAG laser treatment of wrinkles compared at 2, 4, and 6 months. Facial Plast Surg 2005; 21:145–153.

[23] Willey A, Kilmer S, Newman J, et al. Elastometry and clinical results after bipolar radiofrequency treatment of skin. Dermatol Surg 2010; 36:877–884.

[24] Wollina U, Goldman A. ATX-101 for reduction of submental fat. Expert Opin Pharmacother 2015; 16:755–762.

# 第四章 颈部年轻化

*Jason R. Castillo, Lisa K. Chipps, Ronald L. Moy*

## 对患者关注的问题进行评估和审查

大多数患者对于颈部年轻化最关心的问题包括如何治疗色差、赘生物、颈横纹、下颌脂肪堆积、皮肤过度松弛、颈阔肌条索、颌下腺突出等。在过去，治疗的方法主要局限于进行外科手术治疗。尽管外科手术可以解决一些患者的困扰，但由于基础疾病、经济能力或创伤恢复时间等限制，并不能对所有患者都可行。设备、产品的发展和技术的进步提供更多治疗方案的选择，医生必须熟悉所有可用的治疗方法和先进技术。本章的重点是介绍无创的和外科的颈部年轻化疗法。在深入研究治疗方法之前，必须首先明确，"什么方法能让你有一个年轻的、令人满意的颈部"。

### 理想的颈部

理想的颈部具有质地细腻的皮肤、锐利的颈下颌角、轮廓清晰的下颌、不突出的下颌下腺，肤色均匀、无色差，没有颈阔肌条索，整体线条感优美。然而因为患者年龄上的差异、存在过多的皮肤松弛和脂肪肥大或萎缩、骨骼结构的吸收和浅表肌肉腱膜系统（SMAS）的改变，可能使患者的颈部与理想的颈部轮廓相去甚远。最初，医患沟通的重点应该放在那些对于患者来说难以理解的颈部特征的问题上，耐心地帮助患者完善他们的审美目标。通过与患者进行开放式讨论，使用镜子确定那些需要治疗的区域，医生要确保患者的要求是可行和安全的。必须认真听取患者的意见，以便使他们了解每一种手术的风险和优势，以及每种手术的替代方法。作者通常在最初的咨询过程中分析患者"前后位"的照片，以帮助患者明确哪种颈部年轻化方法是最适合他们的。关于麻醉、疼痛、水肿、瘀青、色素沉着、切口位置、瘢痕和恢复时间问题也有必要进行讨论。经过这些讨论，医生可以制定知情同意书和治疗计划。本章的其余部分将详细介绍恢复颈部年轻外观的无创技术和微创技术，以帮助患者恢复更年轻的颈部轮廓。

## 局部治疗

含表皮生长因子（EGF）的血清能刺激皮肤中的干细胞，可用于收紧颈部、改善眼袋和老年斑，研究者在3个月内每天使用2次EGF血清观察，证明此方法有效。应该对所有需要进行颈部年轻化治疗的患者强调对面部和颈部进行防晒的重要性。

## 注射和化学治疗

为解决患者对各种皱纹、皮肤纹理异常、颏下脂肪突出或颈阔肌条索的困扰，可使用注射剂进行治疗。患者通常为颏下脂肪突出所困扰，因为这会导致严重的颈下颌角变形。直到最近，解决这一问题的主要方法仍是吸脂和手术治疗。最近，FDA批准将ATX-101（又称凯贝拉，Kybella）用来减少颏下脂肪突出，以重塑下颌角。凯贝拉（Kybella）是脱氧胆酸（DCA）的合成物，一种内源性胆汁酸，可分解脂肪细胞膜从而导致细胞裂解。这种方法的优势就是在最短的时间内解决局部脂肪溶解的问题。沃克（Walker）等最近进行了一项研究，对24名健康的非肥胖患者进行了最大剂量为100mg的ATX-101注射，共50个左右点位，点与点间隔约为1cm，每点注射0.2mL。在他们的研究人群中，最常见的副作用包括水肿、疼痛、红斑、麻木和进行性血肿。此外，监测到的血清DCA水平数据显示，虽然最初的DCA浓度在使用ATX-101后有所上升，但通常会在24h内恢复到使用前的基线值。一项多中心、双盲、随机安慰剂对照研究的第三阶段试验显示，62.8%接受ATX-101治疗的患者，颏下脂肪减少评分综合得分降低，而接受安慰剂治疗的患者中这一百分比只有20.5%，$p < 0.001$。这些研究表明，ATX-101对于减少颏下脂肪有统计学意义。与其他研究一样，两组试验报道的不良反应包括水肿、血肿、疼痛和麻木。据研究显示，脱氧胆酸不会导致治疗区域皮肤或肌肉溶解，因为与脂肪组织相比，这些组织的蛋白质浓度更高，脱氧胆酸可经消化道排出。虽然ATX-101似乎是吸脂和颈部手术的一种有前途的替代方法，但与更具侵入性的外科手术相比，还需要更多的研究来进一步检验其结果和长期效果。ATX-101治疗后的水肿、疼痛和红斑可能比吸脂后更严重。

除了可缩小颈下颌角外，注射治疗还可改善颈阔肌条索和细小皱纹。这是通过注射肉毒素（BTX）或射频（RF）消融部分颈神经来实现的。在最初的医患沟通中，医生要向患者重点强调这种方法只能暂时减轻颈阔肌条索和细小皱纹，沟通问询：这样是否能够满足她们的需求。根据目前的文献报道，可将BTX浅表注射至颈阔肌条索内，推荐剂量略有不同。卡鲁瑟斯（Carruthers）等发现，在颈阔肌两侧各注射15U的BTX（间隔1~1.5cm注射5U）可获得安全有效的治疗。他们建议避免使用更大的剂量，因为剂量过大可能导致吞咽困难、流涎和颈部屈曲无力等症状。同样，克莱因（Klein）也建议使用小剂量的BTX，他建议在两侧各注射21U的BTX（间隔2.5cm注射6U），以减少与较大剂量有关的上述风险。根据作者的经验，在治疗颈阔肌条索时，患者应取坐位，以便更好地突出颈阔肌。用酒精消毒后，捏住垂直方向的颈阔肌条索，将2~4U的BTX以1cm间隔进行肌肉内浅表注射。由于存在吞咽困难、流涎和颈部屈肌无力等不良反应，不要在颈部大量使用BTX，注射层次不要过深，避免肉毒素的扩散范围更广泛。建议根据患者的颈阔肌条索的长度决定使用的BTX剂量，这存在个体差异，每次治疗的剂量范围为8～24U。作者认为，与其过度使用大剂量的BTX而使患者出现并发症，不如保守治疗并根据需要进行补充治疗。

## 化学剥脱

作者没有在颈部使用过化学剥脱，因为这个方法要么效果较小，要么有很大的出现瘢痕的风险，特别是在深度化学剥脱的情况下（译者加晓东注：浅表化学换肤是可以做的，可多次保养，安全有效且没严重副作用。操作参照面部浅表化学换肤，颈部皮肤由于结构的特点——薄且附属器相对较少，所以修复能力相对差，治疗终点的掌握较面部换肤要容易点儿）。

---

## 基础光治疗

点阵$CO_2$、铒激光、强脉冲光（IPL）和染料脉冲激光（PDL）可以用于颈部年轻化治疗中，因为激光可被皮肤中的特定生色团吸收。皮肤中最常见的生色团是黑色素、血红蛋白和水。这些生色团对光的吸收导致皮肤局部受热。以光为基础的治疗方法可以解决颈部常见的问题，包括色差、色素病变、血管增生、皱纹和光化性损害。

## $CO_2$ 激光

$CO_2$激光器的波长为10 600nm，以水为靶色基。多年来，完全汽化剥脱超脉冲$CO_2$激光技术一直是一种常用的颈部年轻化基础光治疗方法，但上皮再生缓慢、红斑持续时间较长、瘢痕形成的风险较高、恢复时间较长也是其弊端。点阵$CO_2$激光的出现使恢复时间更短、止血更快，同时还有收缩真皮胶原蛋白的功效。奥林杰（Orringer）等比较了34例患者的光损伤皮肤，对进行点阵$CO_2$激光治疗和完全汽化剥脱超脉冲$CO_2$激光治疗的表皮进行比较。通过对前臂皮肤进行活检发现，与完全汽化剥脱超脉冲$CO_2$激光相比，点阵$CO_2$激光可产生40%～50%的胶原蛋白诱导。这些结果支持使用点阵$CO_2$激光进行颈部年轻化治疗，因为可使皮肤质地略有改善，对患者的风险较小。在评估点阵$CO_2$激光的长期效果时，奥拉姆（Oram）等发现，皮肤松弛、脂肪沉积、颈部横纹和Baker分级评分均有所改善。最常见的副作用是暂时性红斑和炎症后色素沉着，而没有患者出现瘢痕。同样，在贝鲁赞（Behroozan）等进行的一项研究中，用短脉冲$CO_2$激光对308名患者进行了2次治疗，脉宽为90$\mu$s，光斑大小为3mm。研究发现，在没有任何永久性色素改变或瘢痕形成的情况下，可以安全地进行颈部表皮重塑。

## 铒激光

由于恢复时间较长和存在持续性红斑，点阵$CO_2$激光对一些患者来说可能不是最理想的选择。为了更好地利用激光来进行颈部年轻化治疗，人们常将铒激光作为替代治疗方法。两种铒激光常用于皮肤科，一种是2940nm的点阵Er：YAG激光，另一种是1540nm的非剥脱Er：玻璃激光，两种激光都以水为生色团。在达汉（Dahan）等的一项研究中，20名患者经5次非剥脱的1540nm Er：玻璃激光治疗后，颈部皮肤增厚约70μm，且没有副作用，皮肤质地和色差也有所改善。

## 强脉冲光

强脉冲光（IPL）可用于颈部年轻化治疗。IPL的波长范围为500～1200nm，可用于治疗雀斑、血管病变、皮肤异色病等，使颈部年轻化。应与患者沟通可能出现的副作用，包括雀斑立即变黑和出现暂时性红斑。减少患者不适的方法有很多，包括表面麻醉和局部麻醉、用冰袋或强制冷空气预冷、振动分散技术，在治疗前应进行光斑测试，以评估参数是否合适。然而，在作者的实践中，由于治疗后会出现色素改变和矩形印记等潜在副作用，故很少使用IPL（译者加晓东注：难度系数不太大：经验丰富的医生可大胆开展，初学者应谨慎操作。大多初学者参考面部治疗经验参数来做身体其他部位治疗，所以认为风险大，有这样或那样的副作用，由于颈部或身体其他多部位的皮肤特性相对面部而言，薄且毛囊、汗腺、皮脂腺等附属器结构较少，所以耐受性差，修复功能也弱。因此设置参数如波长、脉宽、延时相对柔和些，在把握好适应证的前提下，只要参数设置妥当，是安全有效、没风险的，无创治疗不影响生活又没有恢复期。做到安全很容易，但做到既安全效果又好就需要理论基础扎实和临床实践经验丰富，俗话说："台上一分钟，台下十年功"。另外，IPL设备的市场普及率高，国内大多机构都有，扩展性应用可大力推广，要把手头的工具用活）。脉冲染料激光联合Nd：YAG激光治疗皮肤病是一种较好的选择。

---

# 非手术紧致方法

考虑到对于颈部年轻化，患者有快速恢复和刺激颈部胶原蛋白增生的需求，医生必须熟练地使用无创紧致方法来适度收紧颈部。

## 微针

微针即利用多根细小的针制作的工具（滚轮式、盖章式、注射式），从表皮刺入微针，注射释放药物或涂抹表皮层，利用微针机械性破皮传输导入药物和促进胶原蛋白增生。微针疗法既可以改善皮肤质地用来减少瘢痕和皱纹，也可以用来输送各种类型的药物。金（Kim）等研究发现，与IPL相比，微针可增加皮肤厚度，增加总胶原蛋白和Ⅰ型胶原蛋白。通过使用微针，医生可以刺激颈部皮肤紧实度和改善细纹。

## 高频聚焦超声

除了微针，还可以利用能量设备通过加热皮肤，刺激胶原蛋白重塑增生来提高皮肤紧实度。高频聚焦超声，可通过超声波振动力将表皮下约4.5mm深处的胶原蛋白加热到65℃以上而不损害表皮。热能导致胶原蛋白中的氢键断裂，从而引起胶原蛋白重塑和增生。该设备的理想适应证患者是健康、不肥胖、不吸烟、有皮肤过度松弛困扰的年轻患者。由于没有表皮损伤和对超声能量的精确定位，该设备可以安全地用于Fitzpatrick皮肤分型中更深肤色的皮肤类型。阿拉姆（Alam）将高频聚焦超声设备（Ulthera System，Ulthera Inc.，Mesa，AZ）用于治疗35名患者的面部和颈部时，在眉毛提升（平均提升1.7mm）和颈部收紧方面，86%的患者取得了临床改善。这些结果支持了可使用高频聚焦超声来收紧颈部老化皮肤和下颌的想法。研究发现，治疗颈纹过程中最常见的副作用疼痛在统计学上有显著意义。该技术最常见的副作用包括红斑、水肿和疼痛。具体到颈部，在治疗甲状腺区域时、植入任何植入物以及在下颌骨边缘神经附近操作时必须谨慎，并告知患者可能出现水肿、疼痛等常见的副作用以及暂时性色素脱失的可能性。

## 非剥脱射频

非剥脱射频通过使用电流来引起真皮中的粒子高速运动并摩擦，从而产生热量，发挥逆转光老化迹象的作用。和高频聚焦超声一样，其产生的高温也会导致胶原蛋白收缩，使皮肤变得紧致，颏下脂肪也会减少。芬齐（Finzi）等的一项研究中，通过局部持久加强操作治疗，96%的患者的面部和颈部的皮肤松弛现象有所改善。一些患者颏下脂肪减少，仅出现轻微的暂时性红斑和水肿。研究者发现，在应用两种双极射频设备（Pelleve＆Ellman International）治疗（图4.1）后，通过三维摄影来评估面部和颈部的皮肤紧缩度、均匀度和质地，发现74%的患者得到临床改善。同样，85%的患者在面部和颈部使用双极射频后，总体满意。

## 冷冻溶脂

与射频和高频聚焦超声不同的是，冷冻溶脂通过冷却对温度敏感的脂肪细胞，导致细胞凋亡。尽管存在变数，但研究数据显示，在皮下脂肪减少方面该疗法取得了可喜的成果，单次减脂率高达25%。

上述的微针、高频聚焦超声、非剥脱射频和冷冻溶脂等技术是修复老化颈部和减少脂肪的有效方法，同时具有轻微的疼痛、红斑和水肿等副作用。

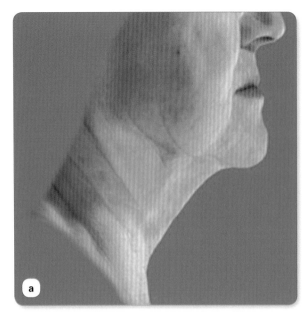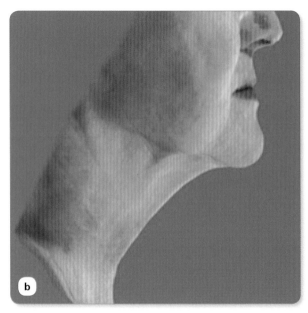

**图4.1**    应用双极射频设备收紧颈部皮肤。（a）治疗前。（b）治疗3次后

## 外科手术

对于有些患者来说，保守的无创措施不足以满足其对颈部年轻化的期望。此种情况下，可采用多种外科手术与无创技术相结合的方法来进行颈部年轻化治疗。局部麻醉吸脂手术可以帮助更迫切希望改善颈颌角和得到紧致皮肤外观的患者（图4.2）。在对患者进行标记和无菌消毒后，患者伸展颈部。对其局部麻醉，将0.1%利多卡因和1：100 000肾上腺素混合，通过一个25G针将麻药注射到皮下脂肪，通常剂量不能超过100mL。肿胀麻醉液可在皮下脂肪层进行机械性分离，这样会减少出血。颈侧缘和下颏可以通过耳垂后或耳垂下方外侧的小切口进行麻醉。局部麻醉后，用11号刀片在颏下皱纹处做一个小切口，用小直径套管针抽吸位于颏下和颈部前外侧的多余脂肪组织。在手术操作中，外科医生的另一只手要触摸或捏住颏下脂肪，以便于吸脂评估。局部麻醉吸脂术中的危险部位包括下颌缘神经和欧勃氏（Erb's）点，因此必须注意保持胸锁乳突肌前缘的内侧。

操作医生手术中段进行简单的颈阔肌条索修复后，应切断远端的颈阔肌韧带。包括将颏下切口扩成椭圆形状，以获得颈阔肌条索中心位置的最佳视野，然后用剪刀进行钝性分离。将双侧颈阔肌条索的内侧缘缝合在一起，使之位于甲状软骨以上的水平。然后在皮肤闭合前切除或电凝远端颈阔肌条索（图4.3）。

在作者所在的诊室中，颈部提升手术是改善颈部皮肤松弛和皱纹的最常用的方法（图4.4）。通过详细地询问病史、最近的用药史和过敏史，以及查体、签订知情同意书和进行标准的临床摄影后，患者准备接受手术。在手术当天，通过使用镜子与患者一起确认切口的位置。在舌下含服

**图 4.2**　经颏下入路进行吸脂术。（a）治疗前。（b）治疗后

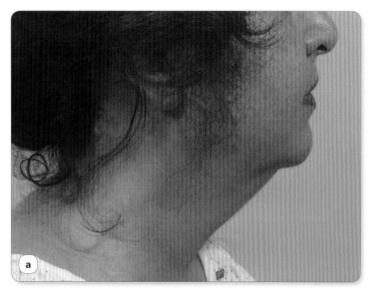

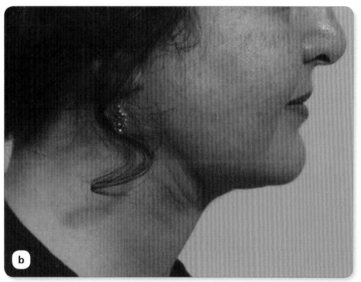

地西泮和肌肉注射哌替啶/氯丙嗪，局部麻醉下，在患者取仰卧位，颈部伸直，头部略高的状态下进行手术。

颈部提升手术的第一步是局部麻醉和吸脂，如前所述。第二步，是在耳后下区用15号刀切开皮肤，并向上延伸到稍低于头发与耳朵接触的水平，这样大部分切口都被隐藏了。垂直斜面切口向后延伸，切口沿发际线向下延伸，这样就不会破坏毛囊，头发的生长就不会中断。为了完整分离皮瓣，用剪刀在皮下进行钝性分离，可以降低出血和皮瓣坏死的风险。用拉钩用力拉紧皮瓣，以进行进一步钝性解剖，分离颏下所有区域，直到皮瓣被完全分离。

耳朵下方多余的皮肤可以用15号刀切除。在提升颈部的过程中，适当地垂直分离和局部麻醉的

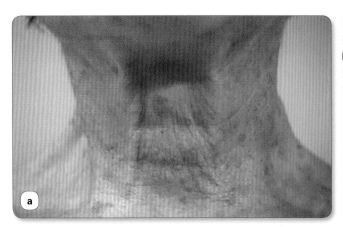

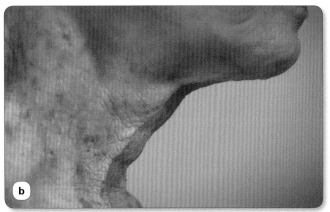

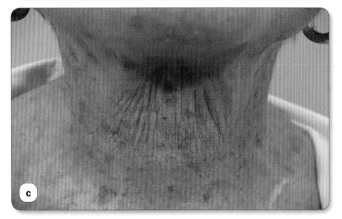

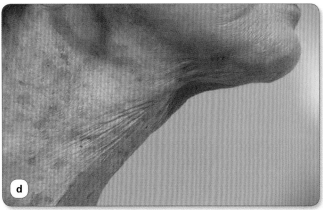

**图 4.3**（a）颈前正位照片。（b）颈侧位照片，治疗前颈部有明显垂直扁平的条索状"火鸡脖"外观。（c）颈前部正位照片，颈阔肌剥离及电凝后。（d）颈侧位照片：颈阔肌剥离及电凝后，颈阔肌松弛改善

使用可确保最少的出血。一旦皮瓣被充分分离，就可以直视表浅肌肉腱膜系统（SMAS）了。

　　为了在颈部提升术中进行颈阔肌修复，作者需要加一个颏下切口，用齿钳抓住颈阔肌条索的内侧缘，用带线的针从上方向下缝合到甲状软骨的水平。然后，继续向相反的方向折叠缝合，此时让颈阔肌外侧缘在内侧缘之上。这个颏下区外侧的颈阔肌折叠术可用来减少下颌下腺的下垂。修复后用非黏附的压力敷料封闭切口。

**图 4.4**　下颌下腺下垂的老年人。（a）治疗前的颈部前外侧。（b）治疗前的颈部侧面，治疗前皮肤过度松弛及颈颌角成钝角

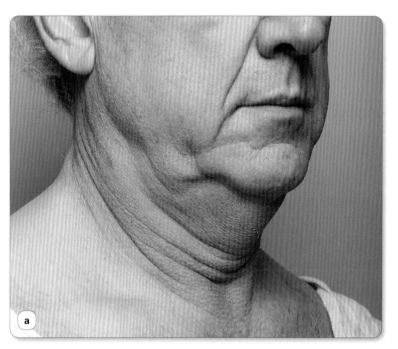

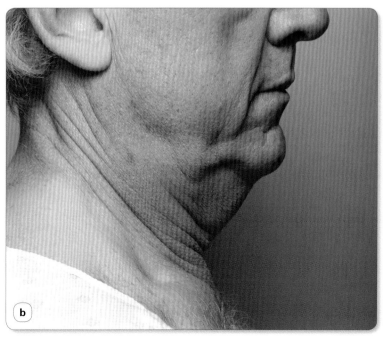

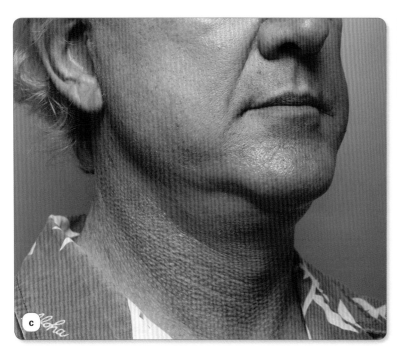

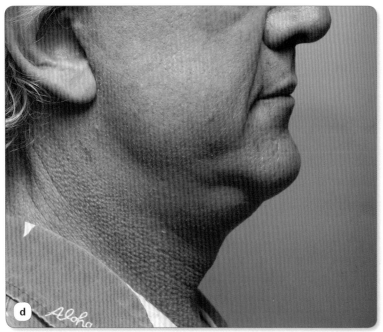

**图 4.4 续**　耳郭后切口的颈部手术。( c )
手术后颈部的前外侧。( d ) 手术后颈部的
侧面。巨大的颈部很有挑战性，往往需
要增加一个颏下切口进行颏下脂肪切除
和颈阔肌收紧

　　SMAS折叠术是用3-0的可吸收线在垂直方向上从下向上缝合，进行浅表"闭合"。在SMAS折叠
术后，在垂直方向上进行缝合，直至第一个缝线（或临时钉）处，此处靠近但不超过耳朵皮瓣的最
上部，并向上牵拉以闭合缺口。在切口下半部用可吸收缝线缝合，并进行调整，这样第一个缝线/钉
就可以被拆除了，以"巧妙"地放置皮瓣。在整个闭合过程中，必须不断地检查切口张力、耳垂下

方的多余皮肤、皮瓣的放置、颈部外侧皮肤的拉动和耳垂的位置。当间断地缝合皮瓣的内侧缘时，皮肤被不断地垂直牵拉。一旦达到上切开的水平，用15号刀切除皮瓣多余的组织，就可以放置其余的悬吊线缝线。在耳垂下方切除多余皮肤组织，修剪"猫耳折角"，缝合关闭切口。为了获得最佳的美容效果，并将血肿/皮下积液的风险降至最低，可在颈部使用加压套至少10天。

　　下颌处的填充也可用于颈部提升术中，以进行微调和改善骨骼吸收。为了改善颈颌角，下颌处的填充可以在实现颈部年轻化的过程中悬吊SMAS和更加完美地上提下垂的皮肤。市面上有各种各样的下颌填充物，包括聚四氟乙烯膨体、多孔聚乙烯、聚酰胺、硅胶等，可以通过颏下或口内入路植入。根据作者的经验，在修复颈部轮廓时，下颌硅胶假体植入的效果更好（图4.5）。主要风险包括感染、下颏下垂和假体错位。恢复年轻的颈部通常不是一个单一的过程，而是依赖于多种手术技术和非手术技术的联合应用。

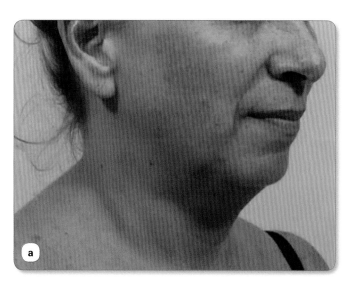

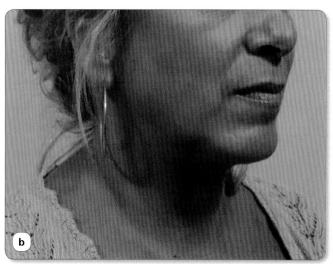

**图 4.5**　颏下脂肪过多，下颌后缩，经颏下入路进行吸脂和用假体隆下颌。（a）术前。（b）术后

## 风险和技巧

　　颈部年轻化是一个不断发展的领域，人们已经使用了许多手术和非手术技术。颈部治疗后的并发症罕见，且通常是轻微的。与大多数美容整形手术一样，疼痛、水肿、红斑、炎症后色素改变、感染、出血和瘢痕都有可能发生。为了最大限度地减轻疼痛，必须制定恰当的麻醉方案（表面麻醉、局部麻醉、神经阻滞麻醉或全麻），并与患者进行沟通。通过立即冷敷和（或）适当地局部用药，可以减轻水肿和术后色素改变。感染率（包括颈部提升术）是低的，可以选用适当的抗病毒药物、基础光疗和非手术紧致技术进行预防。在颈部年轻化治疗的过程中，作者通常不会预防性应用抗生素药物。对于颈部提升，出血和血肿形成是可能发生的并发症。为了减少其发生的风险，术前必须进行凝血检查，以确保患者未使用抗凝药物，并通过有限的电凝和仔细的解剖充分控制止血。总之，作者的经验表明，无创治疗和外科治疗相结合，常常能使患者的颈部实现年轻化，从而获得最佳的治疗效果。

## 参考文献

[1]　Alam M, White LE, Martin N, et al. Ultrasound tightening of facial and neck skin: A rater-blinded prospective cohort study. J Am Acad Dermatol 2010; 62:262–269.

[2]　Behroozan DS, Christian MM, Moy RL. Short-pulse carbon dioxide laser resurfacing of the neck. J Am Acad Dermatol 2000; 43:72–76.

[3]　Carruthers J, Carruthers A. Aesthetic botulinum A toxin in the mid and lower face and neck. Dermatol Surg 2003; 29:468–476.

[4]　Chipps LK, Bentow J, Prather HB, et al. Novel nonablative radio-frequency rejuvenation device applied to the neck and jowls: clinical evaluation and 3-dimensional image analysis. J Drugs Dermatol 2013; 12:1215–1218.

[5]　Dahan S, Lagarde JM, Turlier V, Courrech L, Mordon S. Treatment of neck lines and forehead rhytids with a nonablative 1540-nm Er:glass laser: a controlled clinical study combined with the measurement of the thickness and the mechanical properties of the skin. Dermatol Surg 2004; 30:872–879.

[6]　Dayan SH, Jones DH, Carruthers J, et al. A pooled analysis of the safety and efficacy results of the multicenter, double-blind, randomized, placebo-controlled phase 3 REFINE-1 and REFINE-2 trials of ATX-101, a submental contouring injectable drug for the reduction of submental fat. Plast reconstr surg 2014; 134:123.

[7]　Elsaie ML, Choudhary S, Leiva A, Nouri K. Nonablative radiofrequency for skin rejuvenation. Dermatol Surg 2010; 36:577–589.

[8]　Fabbrocini G, Fardella N, Monfrecola A, et al. Acne scarring treatment using skin needing. Clin Exp Dermatol 2009; 3:874–879.

[9]　Fabi SG. Noninvasive skin tightening: focus on new ultrasound techniques. Clin Cosmet Investig Dermatol 2015; 8:47–52.

[10]　Feldman J, (Ed) Neck Lift. St Louis: Quality Medical Publishing Inc., 2006.

[11]　Finzi E, Spangler A. Multipass Vector (Mpave) Technique with nonablative radiofrequency to treat facial and neck laxity. Dermatol Surg 2005; 31:916–922.

[12]　Hamilton MM, Chan D. Adjunctive procedures to neck rejuvenation. In: Hamilton MM et al (Eds). Clinics Review Articles Facial Plastic Surgery Clinics of North America: Neck Rejuvenation. Philadelphia: Elsevier 2014:231–242.

[13]　Kim SE, Lee JH, Kwon HB, Ahn BJ, Lee AY. Greater collagen deposition with the microneedle therapy system than with intense pulsed light. Dermatol Surg 2011; 37:336–341.

[14]　Klein AW. Complications, adverse reactions, and insights with the use of botulinum toxin. Dermatol Surg 2003; 29:549–556.

[15]　Krueger N, Mai SV, Luebberding S, Sadick NS. Cryolipolysis for noninvasive body contouring: clinical efficacy and patient satisfaction. Clin Cosmet Investig Dermatol 2014; 7:201–205.

[16]　Laubach HJ, Makin IRS, Barthe PG, Slayton MH, Manstein D. intense focused ultrasound: evaluation of a new treatment modality for precise microcoagulation within the skin. Dermatol Surg 2008; 34:727–734.

[17]　Minkis K, Alam M. Ultrasound skin tightening. Dermatol Clin 2014; 32:71–77.

[18]　Oram Y, Akkaya AD. Neck rejuvenation with fractional $CO_2$ laser: long-term results. J Clin Aesthet Dermatol 2014; 7:23–29.

[19]　Orentreich DS, Orentreich N. Subcutaneous incisionless (subcision) surgery for the correction of depressed scars and wrinkles. Dermatol Surg 1995; 21:543–549.

[20]　Orringer JS, Sachs DL, Shao Y, et al. Direct quantitative comparison of molecular responses in photodamaged human skin to fractionated and fully ablative carbon dioxide laser resurfacing. Dermatol Surg 2012; 38:1668–1677.

[21]　Rotunda AM, Suzuki H, Moy RL, Kolodney MS. Detergent effects of sodium deoxycholate are a major feature of an injectable phosphatidycholine formulation used for localized fat dissolution. Dermatol Surg 2004; 30:1001–1008.

[22] Sakamoto FH, Avram MM, Anderson RR. Lasers and technologies – principles and skin interactions. In: Bolognia JL et al., (Eds). Dermatology, 3rd Ed. New York: Elsevier Saunders, 2012:2251–2259.

[23] Schouest JM, Luu TK, Moy RL. Improved texture and appearance of human facial skin after daily topical application of barley produced, synthetic, human-like epidermal growth factor (EGF) serum. J Drugs Dermatol 2012; 11:613–620.

[24] Thuangtong R, Bentow JJ, Knopp K, et al. Tissue-selective effects of injected deoxycholate. Dermatol Surg 2010; 36:899–908.

[25] Walker P, Fellmann J, Lizzul PF. A Phase I safety and pharmacokinetic study of ATX-101: injectable, synthetic deoxycholic acid for submental contouring. J Drugs Dermatol 2015; 14:279–287.

[26] Zachary CB, Rofagha R. Laser therapy. In: Bolognia JL, et al. (Eds). Dermatology, 3rd Ed. New York: Elsevier Saunders, 2012:2261–2281.

# 第五章

# 胸部年轻化

*Douglas C. Wu, Sabrina G. Fabi*

## 引言

绝大部分美容保养和年轻化的治疗技术项目都集中用于面部治疗，现在有多种有效的方法可以实现这一目的。但是治疗后的面部皮肤与未经治疗的颈部和胸部皮肤之间存在显著差异和明显可见的分界，这往往是希望获得自然年轻外观的患者所困扰的问题。幸运的是，安全、有效的胸部年轻化非手术治疗技术的发展像面部年轻化治疗一样快速。在这一章中，作者讨论了目前流行的胸部年轻化治疗技术，包括软组织填充、肉毒素（BTX）注射、硬化疗法、化学剥脱以及激光疗法（包括应用激光和微聚焦超声等能量设备）。

## 胸部皮肤老化的特点

遗传因素、环境因素和紫外线辐射（UVR）的联合作用会使胸部皮肤出现老化现象。从细胞水平分析，贯穿一生的细胞的反复分裂最终导致端粒缩短和细胞衰老，这是一种自然的生理过程，称为自然老化。除此之外，UVR等外在因素也导致了胸腺嘧啶二聚体和细胞DNA氧化损伤。组织学结果显示，皮肤发生结构纤维的降解和日光性弹力组织变性。所有这些因素导致胸部出现色素沉着、红斑、毛细血管扩张、皮肤角化、皱纹、萎缩和形态不规则等临床表现。遗传因素和费茨帕特里克（Fitzpatrick）皮肤类型决定了个体变化的程度。通过认识和评估这些发现，皮肤科医生可以有选择地应用各种年轻化方法，以提供个体化治疗和进行合适的护理。

## 胸部老化的临床评估

用于评估患者和治疗结果的客观、有效的皱纹评分标准的开发推动了医学美容领域的发展。法比-博尔顿（Fabi-Bolton）胸部皱纹评分（F-B评分）是从1级到5级对胸部皱纹的严重程度进行分级的5分量表。F-B评分量表可以作为一种简单的临床手段，在手术前用于对皱纹的严重程度进行客观分级，并可用于随访患者的预后。

在作者的实践中，对每一位患者在治疗前都会拍摄胸部的标准照片，其中包括1张正面照片和2张难以观察皱纹深度的侧面照片。摄影师采用统一标准的背景、照明、距离和高度进行拍照，是对比照片体现治疗前后差异方面的必备条件。照片是与患者一起回顾和讨论治疗效果的宝贵资料，因为患者常常不能准确地回忆起他们在手术前的外观。照片还有助于设定现实的期望，即患者从一个单一的治疗过程中可以期望得到什么样的结果，以及可能需要采取一系列的治疗来实现一个更全面的结果。

## 胸部的解剖学

胸壁由浅至深依次为：皮肤、皮下脂肪、胸大肌、脂肪、胸小肌和肋骨。胸大肌和胸小肌都有筋膜包绕。

乳腺组织位于第2肋骨和第6肋骨之间的胸大肌上，胸骨边缘内侧和腋中线前。乳腺组织向上延伸至锁骨。乳房被库珀（Cooper）韧带固定在胸壁上，这些韧带从胸大肌的筋膜延伸到上覆的真皮上。在男性中，乳头通常位于第4肋间隙。乳房的大小和形状在女性之间有很大差异，导致不同女性的乳头位置不一致。

胸大肌是胸壁处较大而浅的肌肉，起自锁骨、胸骨和第6肋骨或第7肋软骨。胸大肌纤维在肱骨上会合。2010年，库氏（Koo）等发表了一项由10名男性和1名女性参与的小型研究，评估胸大肌的平均厚度约为20mm，标准偏差为4.87mm。胸小肌是位于胸大肌下方的扁平肌肉，起自第3～第5肋骨，前方沿锁骨中线走行，止于肩胛骨的喙突。

对于从事年轻化的医生来说，需着重注意胸部的皮肤与面部皮肤不同，胸部皮肤相对较薄且附属器较少。据研究报道，白种人的表皮和真皮厚度分别为39～44μm和1319～1400μm。与面部皮肤相比，胸部皮下脂肪的分布也不同，毛囊皮脂腺单位也有所减少。2004年奥特伯格（Otberg）等的研究结果表明，侧额的毛囊密度为292个/cm$^2$，而胸部的毛囊密度仅为22个/cm$^2$。这种毛囊皮脂腺单位的相对缺乏导致愈合较慢，出现瘢痕等并发症的风险较高，特别是使用较深的化学剥削和有创激光治疗时。因此，胸部褶皱更安全的处理方法是应用填充剂或微聚焦超声波，而不是消融技术。

## 注射疗法

胸部年轻化的注射疗法包括注射软组织填充剂，如聚左旋乳酸（PLLA）、玻尿酸（HA）和羟基磷灰石钙（CaHA）可用于治疗流线型静态性皱纹和胸沟修饰，肉毒素（BTX）和硬化剂用于动态性皱纹和多发的网状静脉和毛细血管扩张症的硬化治疗。在注射治疗之前，应使用表面麻醉、局部神经阻滞或冰敷。注射前使用氯己定清洁治疗区域。

## 软组织填充

虽然用软组织填充剂进行胸部年轻化治疗并非主要的适应证，但在处理静态性皱纹和动态性皱纹方面也是有效的。在可用的各种填充剂中，PLLA可能是研究最多的。PLLA是一种免疫惰性、半永久性的生物刺激注射剂，于2004年首次获得FDA的批准，用于治疗艾滋病（HIV）引起的脂肪萎缩。直到2009年，被扩大应用到面部容量减少的美容修复中。最近，相关部门公布了PLLA的使用准则，规定了其的储存条件、最佳的重建体积、注射技术和部位，以及不良反应。虽然这些指导方针提到了胸部美容治疗，但大部分内容都集中在面部年轻化治疗上。在对临床应用PLLA治疗胸部皱纹进行回顾性研究时，研究者发现，16mL的稀释液对胸部皱纹的改善效果最好，且无结节形成或其他不良反应。

在使用PLLA进行面部和胸部年轻化治疗时，存在着几个重要的差异。首先，当应用于胸部时，必须用更多的稀释液来配制。通常情况下，面部使用8~9mL的稀释液，而根据作者的经验，胸部的最佳治疗方法是使用16mL的稀释液。至少在注射前2h（但通常在注射前1天），按一小瓶PLLA加1mL1%利多卡因和7mL灭菌生理盐水，加或不加1：100 000肾上腺素配制。虽然制造商推荐用无菌生理盐水进行配置，但绝大多数医生使用灭菌生理盐水作为稀释剂，以减少患者在美容注射过程中的不适。配置后的产品在注射前用漩涡混匀装置（Science Industries, Inc., Bohemia, NY）混匀，然后将1.5mL混合液抽取到3mL注射器中。然后，将另外1.5mL的抑菌生理盐水抽取到注射器中，使总体积达到3mL。重复步骤，直到最后提取到注射器液体达到16mL。

采用25G、1.5英寸（1in＝2.54cm）针或钝针注射，尽量不要注射到血管上，从乳房中心的皱纹开始，在皮下脂肪平面上进行横向和上方连续逆行注射。治疗区边界为胸骨上切迹上方，锁骨中线外侧，第4肋下外侧。逆行扇形技术可将产品均匀地输送到皮下平面的整个治疗区域。需要特别注意的是，尽管治疗区域的大小和体积有所不同，但16mL的产品（1瓶）可在治疗过程中一次用完。在所有注射完成后，在整个治疗区域大力均匀按摩5min，以促进PLLA的均匀分散。然后指导患者遵循5-5-5规则：按摩治疗区域5min，每天5次，持续5天。重复治疗应至少间隔4周。通常来说，最佳的疗效是在3次治疗后出现（图5.1）。在胸部，PLLA的临床效果持续时间通常大于18个月。

玻尿酸填充剂也被用于治疗胸部静态性皱纹。在这种情况下，通常需要2~3mL的HA产品，可以采用线形注射法直接进行注射，或者用灭菌生理盐水按1：4的比例稀释，然后以类似于美塑疗法的方式注射。效果维持时间为6~8个月。

低浓度（12mg/mL）HA可用于更浅层的注射。在欧洲和亚洲部分地区，低浓度HA多被用于水光治疗中，用于真皮下注射。在胸部分区注射对比试验中显示，治疗侧得到显著的改善，效果持续长达36周。在美国，可以使用20mg/mL、250 000凝胶颗粒/mL的HA，作者通常在注射前将产品与0.5mL的1%利多卡因混合，而不使用肾上腺素。本产品的注射平面是深部真皮，使用30G或32G的针，使用

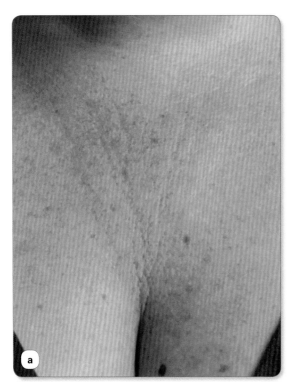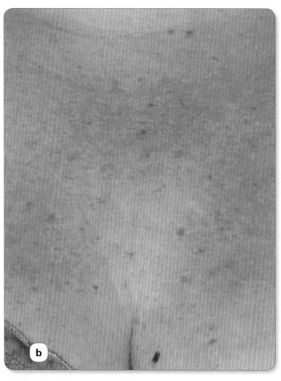

**图5.1** 40岁女性（F–B评分为4分）。（a）治疗前。（b）第3次治疗后4个月，将PLLA稀释至16mL，总量3支PLLA共48mL。术后照片显示F–B评分为2分，改善了2分。患者没有接受其他辅助治疗

连续穿刺法或线形后退注射法注射。

如果在胸部中注射HA，作者通常使用22.5mg/mL的单相HA填充剂，这是一种致密的大分子HA，黏度低，能均匀扩散。在注射前，将本产品与0.2～0.5mL的1%利多卡因混合，不含肾上腺素。使用30G或32G的针，使用连续穿刺法或线形后退注射法来注射。本产品的注射平面应为浅表真皮，与黏度更大的非动物稳定玻尿酸（NASHA）产品相比，该产品更容易注射到真皮，使患者在没有出现丁达尔现象的情况下获得更均匀、更平滑的外观。

最后，可使用1支含利多卡因的羟基磷灰石钙（CaHA）填充剂（Radiesse，Merz Aesthetics），用无菌生理盐水按1∶3的比例稀释，其安全性、有效性和患者满意度与胸前皱纹严重程度有关，目前这项疗法正在研究中。可使用27G、1英寸的针或25G～27G套管针，采用线形后退注射法沿皮下平面注射CaHA。

## 神经调节

肉毒素已被广泛用于处理胸部动态性皱纹。通常，以V形方式连续注射，从锁骨上方开始，延伸到胸腔下。根据人们对A型肉毒素达成的共识建议，可将75～120U的肉毒素均匀分布在12～16个

注射点上，用于治疗胸部动态性皱纹。皮下注射的深度约4mm。值得注意的是，尽管进行了完美的治疗，但由于睡眠时的体位的习惯或重力效应，胸部的完美矫正可能无法实现。除动态性皱纹外，BTX还可用于减少胸部的特发性潮红。

## 硬化疗法

硬化疗法是通过向血管腔内注入药物选择性地堵塞浅表静脉，从而引起受阻的静脉发生炎症反应、内皮损伤，最终导致血管纤维化并被吸收，以达到治疗目的。这项技术已被广泛用于治疗下肢静脉曲张。也有技术娴熟的人将硬化技术应用于胸部，且已证明安全、有效。到目前为止，弗里德曼（Friedmann）等报道，胸部经1~2次硬化疗法治疗后的疗效较好，患者满意度较高。通常，根据血管的直径，使用0.25%~0.5%的十四烷基硫酸钠（STS）进行硬化治疗。较大直径的静脉（直径3mm的静脉）比较小直径的静脉（直径1~2mm的静脉）需要的STS浓度更高。如拉奥（Rao）和戈德曼（Goldman）所述，使用注射器接口器（两通或三通），将两个注射器接口器两通或三通连接，将4mL的STS与1mL的室内空气混合，来回抽倒至混合均匀为泡沫状态。然后用3mL的注射器吸入泡沫硬化剂，将注射器连接在一个30G、0.5英寸的针头上，患者取30°坐位，进行注射。一次治疗后即可取得令人满意的结果，有时需要补打，进行修饰治疗。

## 注射治疗相关的不良反应

与任何部位的任何注射疗法一样，常见的不良反应包括瘀青、水肿、疼痛、瘙痒、炎症。这些不良反应的发生率很低，一般对症保守处理就可。有可能在PLLA注射后，形成皮下结节。为了减少这种不良反应，要避免进行皮内注射，应使用适当的稀释剂，注射时注意摇匀药物，两次治疗间隔4周以上，并确保在二次治疗前有足够的恢复时间。按摩在治疗后也对恢复有很大的帮助。硬化疗法的不良反应包括色素沉着、形成结节、毛细血管扩张以及非常罕见的皮肤溃烂，与高渗盐水相比，十四烷基硫酸钠或聚合醇更常用。

## 化学剥脱

化学剥脱一直是皮肤再生最经济的治疗方法之一，根据其渗透到表皮和真皮的深度分为浅、中、深3类。它们主要用于解决轻微的色素改变。浅层化学剥脱物可渗透到表皮的水平，包括70%的乙醇酸、水杨酸、50%的间苯二酚、杰斯纳溶液和10%~25%的三氯乙酸（TCA）。中等深度的剥脱物可剥脱至真皮乳头层，包括浓度大于30%的TCA。最后，应避免在胸部皮肤上使用苯酚，苯酚被归为深层剥脱物（可剥脱至真皮网状层），因为使用它们后会出现瘢痕、色素异常症、持续红斑和在治疗区与周围皮肤之间形成分界线的风险。

浅层化学剥脱可以安全地用于胸部，一些作者描述，安全使用的浅、中、深度剥脱物可以到达胸部皮肤中的真皮乳头层。胸部的化学剥脱物包括：羟基乙酸、水杨酸、间苯二酚、15%~35%TCA、70%乙醇酸凝胶和40%TCA和杰斯纳溶液。由于毛囊结构稀少和皮肤菲薄，胸部的化学剥脱最好局限于浅到中等深度的剥脱。目前人们已经对非面部部位的浅、中、深度剥脱的用法达成一致，并且提供了更有效的结果对比。这些浅度到中度的剥脱疗法会产生显著的改善，多次治疗后，效果会令人满意。治疗结果在很大程度上取决于剥脱物的浓度、与皮肤的接触时间以及预处理的方式。

化学剥脱的禁忌证包括剥脱后不能充分进行防晒保护，有瘢痕疙瘩/增生性瘢痕的病史，过去6个月口服异维A酸，免疫抑制，治疗区域有活跃性感染，有不切实际的预期，处于怀孕或母乳喂养期。剥脱后建议避免阳光照射，每天至少使用两次愈合药膏，直到完成再上皮化。所有浅表化学剥脱的不良反应都包括红斑、疼痛、一过性色素沉着和痤疮样疹。浅表化学剥脱后的感染很少见。

## 激光和光疗法

经验丰富的操作医生可将强脉冲光（IPL）、血管和色素激光器、光动力疗法（PDT）、非剥脱点阵激光器和剥脱点阵激光器安全有效地应用于胸部光老化的治疗中。由于胸部皮肤通常与面部皮肤的愈合倾向不同，因此在为这些设备选择治疗设置时应谨慎操作。

### 强脉冲光

自从戈德曼（Goldman）等在20世纪90年代开展强脉冲光的研究以来，IPL技术已经成为美容皮肤科的治疗支柱，20多家不同的激光公司开发了各种各样的设备。使用非相干滤光氙光灯，可发射500~1200nm波长的光。由于广谱输出，可以同时有效地锁定多个组织的生色团，允许临床医生治疗多种病变。通过对每个正在接受治疗的患者进行个性化评估来选择适当的参数设置，这对提高疗效和减少潜在的并发症是至关重要的。例如，当治疗菲茨帕特里克（Fitzpatrick）皮肤类型Ⅰ~Ⅲ时，560nm的滤光片是合适的，而对于皮肤类型Ⅳ型、Ⅴ型和Ⅵ型者应该分别使用590nm、695nm和755nm的滤光片。此外，应仔细选择能量密度、脉冲持续时间和脉冲延迟（对于那些具有双脉冲或三脉冲的IPL系统），以优化治疗效果，同时将潜在的表皮损害降至最低。

在一些研究者的实践中，使用了科医人王者风范（Lumenis One）或科医人M22（Lumenis M22）（Lumenis Ltd.，Yokneam，Israel）。Fitzpatrick皮肤类型Ⅰ~Ⅲ用560nm的滤光片处理，Fitzpatrick皮肤类型Ⅳ型用590nm的滤光片处理。对于Fitzpatrick皮肤类型Ⅴ型和Fitzpatrick皮肤类型Ⅵ型，通常避免进行IPL治疗。根据基线时色素沉着和红斑的程度，脉冲持续时间在3~4ms之间变化。对于主要是色素沉着的情况，3ms的脉冲持续时间是最有效的；而对于主要是红斑表现的患者，4ms的脉冲持续时间是优选的。当存在色素沉着和红斑的组合时，选择3.5ms的脉冲持续时间。多脉冲技术可在保持表皮完整性的同时提高功效。双脉冲通常对Fitzpatrick皮肤类型Ⅰ～Ⅲ型患者的皮肤保持10～30ms的延迟，对Fitzpatrick皮肤类型Ⅳ型患者的皮肤保持30～40ms的延迟，以便为表皮冷却留出足够的时间。能量密度范围为18～22J/cm$^2$，这取决于需要处理的光损伤程度。通常需要间隔1个月的治疗间期，治疗1～3次会获得最佳的满意度（图5.2、图5.3）。

当使用强脉冲光和激光等高能设备治疗胸部皮肤时，临床医生必须了解胸部皮肤的性状，因为与面部相比，胸部皮肤相对较薄，附属器（皮脂腺、汗腺、毛囊单位）相对少。熟练使用各种设备合理对症的参数设置可以最大限度地减少并发症并优化效果。

IPL和非汽化激光的常见副作用包括红斑、轻度结痂、浅表侵蚀和较轻的渗出物渗出。这些通常在2～7天内能自行缓解，通常不需要进行任何专门的切口护理。

## 血管和色素激光器

基于选择性光热分解原理，波长为585～595nm的脉冲染料激光可有效地靶向作用氧合血红蛋

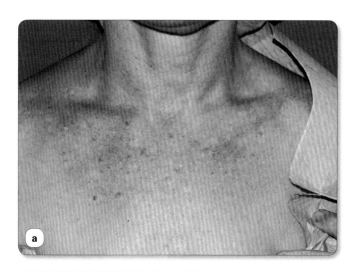

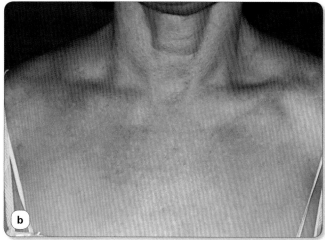

**图5.2**　（a）IPL治疗前。（b）治疗后3个月

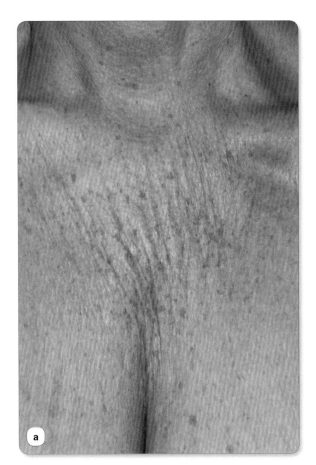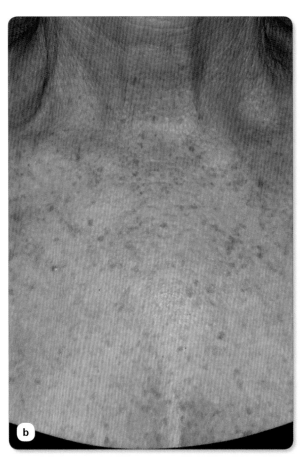

**图 5.3**（a）一名 67 岁女性进行 IPL 治疗，随后立即注射 1 瓶 PLLA，并在 1 个月后 IPL 重复治疗。6 个月后她接受了修饰 PLLA 治疗；（b）最后一次 PLLA 治疗后 2.5 年，此时为她初始治疗后 3 年

白，治疗由于光老化而产生的毛细血管扩张症。为了减少治疗后立即出现的紫癜，可以应用更长的脉冲持续时间，以便更好地匹配靶血管的热弛豫时间。通过风冷或动态冷却（DCD）喷雾冷却保护表皮免受非特异性热损伤。治疗胸部毛细血管扩张症的经典参数选择是10mm的光斑、595nm的PDL（VBeam，Syneron & Candela，Irvine，CA）、6～10ms的脉冲持续时间和6～9J/cm²的能量密度。

黑色素的热弛豫时间为0.25μs。因此，最适合使用纳秒或更短脉冲持续时间的色素激光。Q-开关红宝石（694nm）激光和Q-开关翠绿宝石（755nm）激光都能有效地靶向表皮色素沉着病变，如日光性黑子、单纯性雀斑和色素性脂溢性角化病。然而，较深的皮肤类型最好使用1064nm Q-开关Nd：YAG激光进行治疗，以降低治疗后色素减退的风险。最近，皮秒技术被广泛应用于去除文身色素，755nm翠绿宝石皮秒激光（Picosure，Cynosure，MA）和皮秒1064/532nm Nd：YAG激光（Picoway，Syneron & Candela，Irvine CA）的早期临床试验表明，皮秒技术具有治疗色素性病变的能力。在极短的脉冲持续时间内，皮秒脉冲可以产生更大的光声效应，从而减少所需的能量和随后可能发生的光热损伤（图 5.4）。

## 光动力疗法（PDT）

光动力疗法是治疗光老化的另一种有效技术，特别是在存在癌前病变的情况下。PDT使用光敏剂，例如20%的氨基乙酰丙酸（ALA）溶液（Levulan；DUSA PharmPharmticals，Wilmington，MA）或16%的氨基乙酰丙酸甲酯乳膏（Metvisia；Galderma SA，Lausanne，Swiss），它们在体内转化为原卟啉IX。这些光敏剂集中在皮脂腺和表皮黑色素中，但在快速增殖的细胞中积累更多。在可见光照射后，原卟啉IX被激发到更高的能态。光动力疗法的基本原理即在特定光源的激发之下，光敏剂、光源和周围的氧分子一起发挥作用，产生一种活性氧即单态氧，称为ROS杀伤反应，单态氧有较强的氧化还原能力，可以杀伤靶器官、靶细胞、靶组织，具有一定的靶向性，所以光动力疗法也叫光动力靶向治疗。继发性血管损伤是由血管收缩、血栓形成、缺血和随后与靶区相关的血管坏死引起的。任何在可见光光谱范围内发光的激光或光源都可以用来激活光敏剂。

光化性角化病（AK）通常出现在胸部，呈红色，有鳞状丘疹。AK从皮肤开始发病，并有可能发展为浸润性鳞状细胞癌。PDT可用于治疗非角化过度的AK，具有改善细纹和皱纹外观的作用，副作用包括斑驳色素沉着和出现异常纹理。在组织学上，使用595nm脉冲染料激光激活5-ALA的PDT后，可导致表皮增厚，Ⅰ型前胶原蛋白和Ⅲ型前胶原蛋白增生，以及Ki-67（角质形成细胞增殖的指标）的增加。当对在PDT中使用多种光源，局部激活5-ALA，治疗非过度角化性AK和中面部、头皮或上躯干（包括胸部）的光损伤进行回顾性研究时，所有患者的平均AK和光损伤改善程度为1.8（轻中度）。

PDT的不良反应包括水肿、红斑、结痂和疼痛。在治疗时激活光敏剂发生的疼痛可以通过冷风机吹冷空气冷却来改善。在文献中，红斑和水肿的发生率低于10%。短时间封包的做法可能减少红斑的发生率。

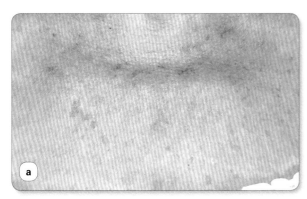 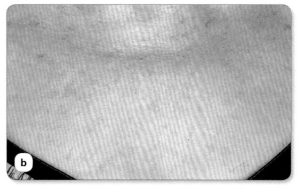

**图 5.4**　皮秒 1064/532nm Nd：YAG 激光治疗。（a）治疗前。（b）治疗后 3 个月

在作者的实践中，PDT是通过短时间封包后激活光敏剂操作的。具体操作流程：4种激光和光源联合激活光敏剂：治疗顺序依次是PDL、IPL、蓝光和红光。① 胸部的皮肤用微晶磨削系统（Vibraderm，Grand Prairie，TX）去角质并用丙酮洗涤去油。② 光敏剂ALA封包60min。③ 用温和的清洁剂清洗治疗区域以去除光敏剂。④ 设置595nm的PDL（Cynergy，Cynosure，Westford，MA）参数：光斑大小7mm，脉宽40ms，能量密度$10\sim11J/cm^2$。进行第一遍激活光敏剂。⑤ 接下来是用IPL，使用上面概述的参数作为参考。⑥ 用蓝色光源（BLU-U；DUSA制药）照射，距皮肤$25\sim50$mm，时间为16min 40s，能量密度为$10J/cm^2$。⑦ 红色光源（Aktilite CL 128; PhotoCure ASA，Oslo，Norway）照射，距皮肤$50\sim80$mm，时间为8min 49s，能量密度为$37J/cm^2$。⑧ 治疗结束，有副反应时则对症处理下，再次交代注意事项，治疗区涂抹以矿物质为基础的防晒霜，嘱咐患者第二天待在室内，严格避免阳光照射。对于使用此方案的胸部光嫩肤，一次PDT治疗通常是可以达到满意效果的。对于使用此方案治疗AK，通常建议间隔1个月，共进行$2\sim3$次PDT治疗（图5.5）。

**非剥脱点阵激光器**

目前有多种非剥脱点阵激光器可用于皮肤再生，包括1320/1440/1540nm掺铒激光器、1550nm铒玻璃激光器、1565nm光纤激光器和1927nm铊光纤激光器。所有这些设备都是基于曼施坦因

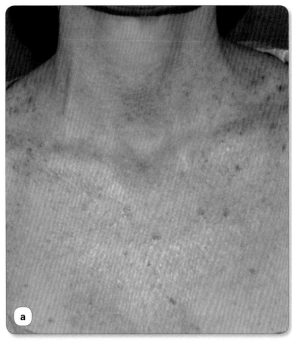
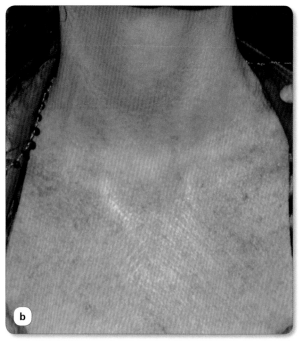

**图5.5** 20%ALA封包1h，随后用PDL治疗个别红色丘疹，用IPL、蓝光和红光治疗整个胸部。（a）治疗前。（b）PDT治疗1个月后

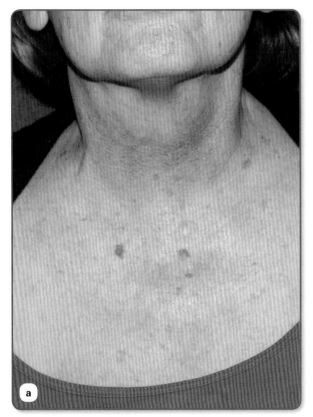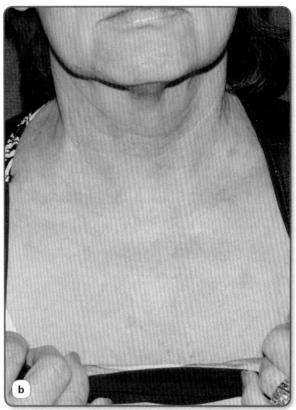

**图5.6**　用非剥脱激光1550/1927nm激光治疗。（a）治疗前。（b）治疗3个月后

（Manstein）等2004年首先介绍的局灶光热分解原理进行操作的。通过将激光能量传递到组织，造成规律点阵热凝固区，同时保持周围皮肤完好无损，可以获得接近完全汽化模式的临床疗效，同时最大限度地减少不良反应的发生并缩短愈合时间。例如，利用1927nm的铊光纤激光器，吴（Wu）等在胸部光损伤治疗方面获得了极大的改善效果。在本研究中，以能量密度20mJ/cm²、6～11mm大小点阵光斑、61%～70%密度和8次治疗的激光参数设置进行治疗后，观察到色素沉着、质地和肤色均匀度方面得到明显改善（图5.6）。

最近，具有分级透镜序列的皮秒翠绿宝石激光器已被证明是胸部嫩肤的有效设备。在设置中，根据治疗区域的大小，以能量密度0.71J/cm²、6mm光斑直径和4000～6000个光斑的激光参数设置进行治疗，每3周进行1次治疗，共3次。治疗后1～3个月，可以观察到色素沉着、均匀度和质地得到显著改善。

### 剥脱点阵激光器

2003年点阵激光设备已出现，并获得显著的临床结果，具有副作用少、恢复时间更短等优点。

剥脱点阵激光器，包括2940nm Er：YAG激光器和10 600nm $CO_2$激光器，用其蒸发组织和产生凝固性坏死后，周围正常的组织、干细胞、真皮成纤维细胞和毛囊结构可迅速愈合。

不建议在非面部部位使用传统的剥脱激光，但是胸部皮肤可以用10 600nm $CO_2$激光器的点阵激光来进行安全治疗。在非面部部位使用剥脱点阵激光的另一个优点是，激光外科医生在进行年轻化治疗的面部、颈部和胸部皮肤之间能做到无缝过渡。在治疗胸部时必须降低密度和能量设置，以避免出现瘢痕，减少红斑、色素沉着和其他不良反应的存在时间。在治疗胸部皮肤时，愈合期长达10～14天，这是由于该区域皮肤薄、附属器的数量相对少所致。

在蒂尔尼（Tierney）和汉克（Hanke）的一项小型研究中，用点阵$CO_2$激光对10名患者颈部和胸部进行了多次治疗，直到获得明显改善。研究者采用了20W、500Hz和500ms脉冲持续时间的设置（SmartXide DOT，Eclipse Med，Dallas，TX）进行治疗。治疗间隔6～8周。最后一次激光治疗2个月后，患者皮肤松弛平均改善52.5%，皮肤质地改善51.7%，整体改善66.7%。没有患者出现瘢痕、炎症后色素沉着或炎症后色素减退等并发症。

在作者的实践中，术前外用7%利多卡因/7%丁卡因麻醉膏30min。在去除表面麻醉剂后，用治疗参数为75～100mJ（能量密度7.5J/cm$^2$）、100 Hz和延时0.3s（Active FX，Lumenis Ltd.，Yokneam，Israel）的点阵$CO_2$激光离散模式治疗该区域。该设备具有3种模式、5个图案光斑和1个密度（对应于小于10%的重叠）的设置的计算机模式生成器。在这些设置下，可蒸发组织延伸80μm和使凝固性坏死区的面积扩展到200μm的深度。

当使用超脉冲点阵$CO_2$激光（Fraxel Re：Pair，Solta Medical，Inc.，Hayward，CA）时，可使用20mJ的能量设置（对应深度644μm）和对应于20%覆盖率的设置进行治疗（图5.7）。术中使用风冷机吹冷空气冷却。我们的患者对这一过程的耐受性很好，并且不需要全身麻醉或使用止痛药。术后，用冷藏无菌生理盐水湿敷和涂抹促进愈合油膏，每天4次，直到愈合为止。对于Fitzpatrick皮肤分型Ⅲ型或Ⅲ型以上皮肤，在术后第2天开始每日局部应用含Ⅵ类皮质类固醇药物的凡士林，连续应用5天。副作用取决于综合操作技巧，在治疗胸部时必须谨慎。可见持续红斑，但未见有出现瘢痕形成的报道。目前所有可用的点阵激光必须保守地应用于Fitzpatrick皮肤分型Ⅳ型和Ⅴ型皮肤中，并且通常不建议在Fitzpatrick皮肤分型Ⅴ型和Ⅵ型皮肤中使用，除非是经验老到的激光外科医生进行操作。

## 其他仪器设备

微聚焦超声可视化设备（MFU-V）是目前唯一一经美国FDA批准的用于治疗胸部皮肤的能量设备。通过将超声波聚焦在皮肤表面以下1.5mm、3mm和4.5 mm的深度，精确地将能量传递到真皮结缔组织和筋膜平面，刺激胶原蛋白增生。MFU-V的优点是能量能绕过表皮（隔山打牛），从而避免了与其他传统激光（如激光和强脉冲光）设备相关的许多缺陷。在法比（Fabi）等进行的具有里程

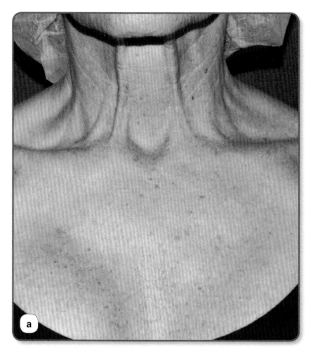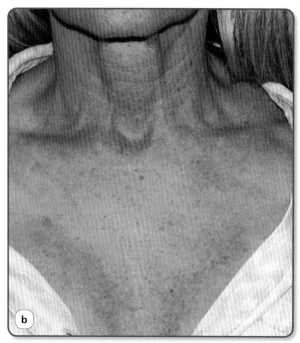

**图 5.7**　用点阵 $CO_2$ 激光治疗。（a）治疗前。（b）治疗 1 个月后

碑意义的研究中，在第90天和第180天，胸部皱纹（$p<0.0001$）、乳房提升（$p<0.0001$）、SGAIS 和 PGAIS都有明显的改善。首先对胸部暴露区域进行4.0 MHz–4.5mm探头深层加热，使用1.2J的能量120发，然后再用7.0MHz–3mm探头0.45J的能量120发，治疗后观察F–B评分减少1~2分。这些结果在125名患者的多中心试验中得到了证实，基于这些结果，FDA批准了将其用于改善细纹和皱纹。这种疗法的不良反应通常很小，包括治疗区域的轻度红斑和水肿，通常在24h内消退（图5.8、图5.9）。

## 结论

　　面部美容技术变得越来越受人们的欢迎，胸部年轻化技术也不例外。胸部年轻化与面部和非面部皮肤之间的无死角衔接，可极大地改善整体的年轻化的外观。如果选择适当的患者、使用适当的技术和合理的术后护理，可在胸部年轻化治疗中安全地使用PLLA和HA等注射填充剂，以降低副作用的发生。使用HA治疗胸部皱纹是另一种安全有效的治疗选择。化学剥脱、激光和光疗法，如IPL、PDT和非剥脱激光也可以帮助改善皱纹，以及色素失常。

　　为了获得更显著的效果，可以谨慎安全地使用剥脱激光，尽管会有更长的愈合时间和潜在的不良反应。用其进行胸部修复疗效相对较差，易发不良反应的原因是真皮和表皮薄而皮脂腺等附属器相对较少。有经验的医生只要制定合理针对胸部皮肤的治疗方案，就可提升治疗效果，同时降低不良反应的发生率，可以使患者得到安全有效的治疗。

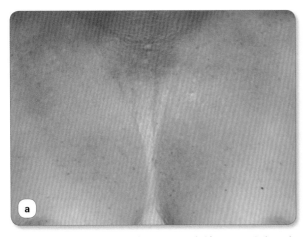 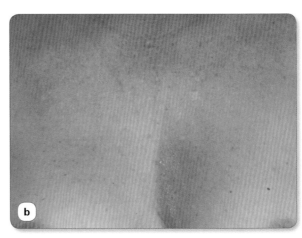

**图 5.8**    单次 MFU–V 治疗。（a）治疗前。（b）治疗 6 个月后

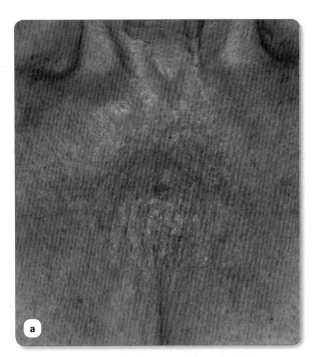 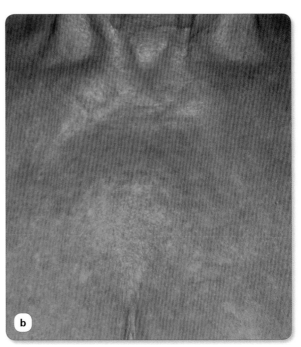

**图 5.9**    一名 70 岁女性进行 IPL 治疗，随后是使用 MFU–V 治疗，然后是用一小瓶 PLLA 治疗，1 年后进行了 IPL 和 PLLA 治疗。（a）治疗前。（b）自最后一次治疗起 2 年后，即初次治疗 3 年后

## 参考文献

[1]    Alam M, Dover JS, Arndt KA. Pain associated with injection of botulinum A exotoxin reconstituted using isotonic sodium chloride with and without preservative: a double-blind, randomized controlled trial. Arch Dermatol 2002; 138:510–514.

[2]    Alexandroff AB, Sinclair SA, Langtry JA. Successful use of botulinum toxin a for the treatment of neck and anterior chest wall flushing. Dermatol Surg 2006; 32:1536.

[3]    Ascher B, Talarico S, Cassuto D, et al. International consensus recommendations on the aesthetic usage of botulinum toxin type A (Speywood Unit) – Part II: Wrinkles on the middle and lower face, neck and chest. J Eur Acad Dermatol Venereol 2010; 24:1285–1295.

[4] Avram DK, Goldman MP. Effectiveness and safety of ALA-IPL in treating actinic keratoses and photodamage. J Drugs Dermatol 2004; 3:S36–S39.

[5] Becker-Wegerich PM, Rauch L, Ruzicka T. Botulinum toxin A: successful decollete rejuvenation. Dermatol Surg 2002; 28:168–171.

[6] Bolton J, Fabi SG, Peterson J, Goldman MP. Poly-L-lactic acid for chest rejuvenation: a retrospective study of 28 cases using a 5-point chest wrinkle scale. Cosmetic Dermatology 2011; 24:278–284.

[7] Bourdais L, Bellier-Waast F, Perrot P, et al. Coverage of clavicular area by a pectoralis minor pedicle flap: anatomical study and description of three clinical cases. Ann Plast Surg 2009; 63:409–413.

[8] Bowes LE, Goldman MP, Sclerotherapy of reticular and telangiectatic veins of the face, hands, and chest. Dermatol Surg 2002; 28:46–51.

[9] Brightman LA, Brauer JA, Anolik R, et al. Ablative and fractional ablative lasers. Dermatol Clin 2009; 27:479–489.

[10] Campbell TM, Goldman MP. Adverse events of fractionated carbon dioxide laser: review of 373 treatments. Dermatol Surg 2010; 36:1645–1650.

[11] Clark E, Scerri L. Superficial and medium-depth chemical peels. Clin Dermatol 2008; 26:209–218.

[12] Collins PS. The chemical peel. Clin Dermatol 1987; 5:57–74.

[13] Collins PS. Trichloroacetic acid peels revisited. J Dermatol Surg Oncol 1989; 15:933–940.

[14] Cook KK, Cook,WR Jr. Chemical peel of nonfacial skin using glycolic acid gel augmented with TCA and neutralized based on visual staging. Dermatol Surg 2000; 26:994–999.

[15] Dover JS, Bhatia AC, Stewart B, Arndt KA. Topical 5-aminolevulinic acid combined with intense pulsed light in the treatment of photoaging. Arch Dermatol 2005; 141:1247–1252.

[16] Fabi S, Bolton J, Goldman MP, Guiha I. The Fabi-Bolton chest wrinkle scale: a pilot validation study. J Cosmet Dermatol 2012; 11:229–234.

[17] Fabi SG, Goldman MP, Dayan SH, et al. A prospective multicenter pilot study of the safety and efficacy of microfocused ultrasound with visualization for improving lines and wrinkles of the decollete. Dermatol Surg 2015; 41:327–335.

[18] Fife DJ, Fitzpatrick RE, Zachary CB, Complications of fractional $CO_2$ laser resurfacing: four cases. Lasers Surg Med 2009; 41:179–184.

[19] Fischer TC, Perosino E, Poli F, et al. Cosmetic Dermatology European Expert Group. Chemical peels in aesthetic dermatology: an update 2009. J Eur Acad Dermatol Venereol 2010; 24:281–292.

[20] Fitzgerald R, Vleggaar D. Using poly-L-lactic acid (PLLA) to mimic volume in multiple tissue layers. J Drugs Dermatol 2009; 8:S5–S14.

[21] Friedmann DP, Goldman MP, Cruz-Inigo AE. Foam sclerotherapy for reticular veins of the chest: a retrospective review of efficacy and safety. Dermatol Surg 2015; 41:126–130.

[22] Friedmann DP, Goldman MP, Fabi SG, Guiha I. Multiple sequential light and laser sources to activate aminolevulinic acid in the treatment of photodamage: a retrospective study. J Cosmet Laser Ther 2015; 17:252–258.

[23] Friedmann DP, Goldman MP, Fabi SG, Guiha I. The effect of multiple sequential light sources to activate aminolevulinic acid in the treatment of actinic keratoses: a retrospective study. J Clin Aesthet Dermatol 2014; 7:20–25.

[24] Geddoa E, Matar HE, Paes TR. The use of botulinum toxin-A in the management of neck and anterior chest wall flushing: pilot study. Int J Dermatol 2013; 52:1547–1550.

[25] Gilchrest BA. Photoaging. J Invest Dermatol 2013; 133:E2–E6.

[26] Goldman MP, Eckhouse S. Photothermal sclerosis of leg veins. ESC Medical Systems, LTD Photoderm VL Cooperative Study Group. Dermatol Surg 1996; 22:323–330.

[27] Gold MH, Bradshaw VL, Boring MM, et al. Split-face comparison of photodynamic therapy with 5-aminolevulinic acid and intense pulsed light versus intense pulsed light alone for photodamage. Dermatol Surg 2006; 32:795–801.

[28] Gotkin RH, Sarnoff DS, Cannarozzo G, et al. Ablative skin resurfacing with a novel microablative $CO_2$ laser. J Drugs Dermatol 2009; 8:138–144.

[29] Hunzeker CM, Weiss ET, Geronemus RG. Fractionated $CO_2$ laser resurfacing: our experience with more than 2000 treatments. Aesthet Surg J 2009; 29:317–322.

[30] Karam PG. 50% resorcinol peel. Int J Dermatol 1993; 32:569–574.

[31] Kligman D, Kligman AM. Salicylic acid peels for the treatment of photoaging. Dermatol Surg 1998; 24:325–328.

[32] Koo TK, Wong C, Zheng Y. Reliability of sonomyography for pectoralis major thickness measurement. J Manipulative Physiol Ther 2010; 33:386–394.

[33] Landau M. Chemical peels. Clin Dermatol 2008; 26:200–208.

[34] Lowe NJ, Lowe P. Pilot study to determine the efficacy of ALA-PDT photo-rejuvenation for the treatment of facial ageing. J Cosmet Laser Ther 2005; 7:159–162.

[35] Manstein D, Herron GS, Sink RK, et al. Fractional photothermolysis: a new concept for cutaneous remodeling using microscopic patterns of thermal injury. Lasers Surg Med 2004; 34:426–438.

[36] Mazzuco R, Hexsel D. Poly-L-lactic acid for neck and chest rejuvenation. Dermatol Surg 2009; 35:1228–1237.

[37] Obagi ZE, Obagi S, Alaiti S, Stevens MB. TCA-based blue peel: a standardized procedure with depth control. Dermatol Surg 1999; 25:773–780.

[38] Orringer JS, Hammerberg C, Hamilton T, et al. Molecular effects of photodynamic therapy for photoaging. Arch Dermatol, 2008; 144:1296–1302.

[39] Otberg N, Richter H, Schaefer H, et al. Variations of hair follicle size and distribution in different body sites. J Invest Dermatol 2004; 122:14–19.

[40] Peterson JD, Goldman MP, Weiss RA, et al. Treatment of reticular and telangiectatic leg veins: double-blind, prospective comparative trial of polidocanol and hypertonic saline. Dermatol Surg 2012; 38:1322–1330.

[41] Peterson JD, Goldman MP. Rejuvenation of the aging chest: a review and our experience. Dermatol Surg 2011; 37:555–571.

[42] Rao J, Goldman MP. Stability of foam in sclerotherapy: differences between sodium tetradecyl sulfate and polidocanol and the type of connector used in the double-syringe system technique. Dermatol Surg 2005; 31:19–22.

[43] Ruiz-Rodriguez R, López L, Candelas D, Pedraz J. Photorejuvenation using topical 5-methyl aminolevulinate and red light. J Drugs Dermatol 2008; 7:633–637.

[44] Schwartz L, Maxwell H. Sclerotherapy for lower limb telangiectasias. Cochrane Database Syst Rev 2011(12):p.CD008826.

[45] Southwood WF. The thickness of the skin. Plast Reconstr Surg (1946) 1955; 15:423–429.

[46] Sterodimas A, Nicolaou M, Paes TR. Successful use of Botulinum toxin-A for the treatment of neck and anterior chest wall flushing. Clin Exp Dermatol 2003; 28:592–594.

[47] Streker M, Reuther T, Krueger N, Kerscher M. Stabilized hyaluronic acid-based gel of non-animal origin for skin rejuvenation: face, hand, and decolletage. J Drugs Dermatol 2013; 12:990–994.

[48] Sundaram H, Cassuto D, Biophysical characteristics of hyaluronic acid soft-tissue fillers and their relevance to aesthetic applications. Plast Reconstr Surg 2013; 132:5S–21S.

[49] Tierney EP, Hanke CW. Treatment of Poikiloderma of Civatte with ablative fractional laser resurfacing: prospective study and review of the literature. J Drugs Dermatol 2009; 8:527–534.

[50] Touma D, Yaar M, Whitehead S, et al. A trial of short incubation, broad-area photodynamic therapy for facial actinic keratoses and diffuse photodamage. Arch Dermatol 2004; 140:33–40.

[51] Vleggaar D, Fitzgerald R, Lorenc ZP, et al. Consensus recommendations on the use of injectable poly-L-lactic acid for facial and nonfacial volumization. J Drugs Dermatol 2014; 13:S44–S51.

[52] Vleggaar D. Soft-tissue augmentation and the role of poly-L-lactic acid. Plast Reconstr Surg 2006; 118:46S–54S.

[53] Wat H, Wu DC, Rao J, Goldman MP. Application of intense pulsed light in the treatment of dermatologic disease: a systematic review. Dermatol Surg 2014; 40:359–377.

[54] Wu DC, Friedmann DP, Fabi SG, et al. Comparison of intense pulsed light with 1,927-nm fractionated thulium fiber laser for the rejuvenation of the chest. Dermatol Surg 2014; 40:129–133.

[55] Zakopoulou N, Kontochristopoulos G. Superficial chemical peels. J Cosmet Dermatol 2006; 5:246–253.

[56] Zane C, Capezzera R, Sala R, et al. Clinical and echographic analysis of photodynamic therapy using methylaminolevulinate as sensitizer in the treatment of photodamaged facial skin. Lasers Surg Med 2007; 39:203–209.

**第六章**

# 手部年轻化

*Margit L.W.Juhász, Ellen S.Marmur*

## 引言

　　手部的年轻化治疗常常被人们忽略，患者未治疗过的衰老的手与恢复年轻的面部之间会呈现很大的差异性，从而揭示出人的真实年龄。因此，衰老的手的年轻化治疗已经成为美容整形领域中的一个新兴学科。

　　年轻手的特征包括无色差、光滑、弹性好、皮下组织饱满、轮廓圆滑，以及手背可见静脉和肌腱。相反，手的老化会使皮肤明显萎缩（出现类似羊皮纸样的皮肤纹理），弹性下降，肤色不均匀，出现与紫外线（UV）照射相关的色素损害（光化性角化病、日光性雀斑、皮肤癌），以及色素缺失（点状低黑色素症）。由于肌腱和静脉曲张的出现，软组织容量的减少会导致手部呈现骨骼化外观。除了自然老化过程外，个人的皮肤类型、职业和整体生活方式也会影响老化程度（表6.1）。

　　幸运的是，有许多技术可以用来帮助手部恢复年轻化，实现色素的正常化，增加表皮/真皮弹性，减少皮肤松弛，恢复组织容量，降低手背部静脉和肌腱的可见度。然而，重要的是在手术前制定个体化的治疗方案来恢复年轻化，彻底评估患者的困扰和期望。从医生的角度来看，重要的是要注意所需的矫正和手背的解剖，因为即使是很小的干预也可能导致严重的功能损伤。

### 表 6.1　年轻手与老年手的特征

| 年轻手 | 老年手 |
| --- | --- |
| 除了完全伸展的关节，其他关节上没有褶皱 | 褶皱密集 |
| 皮肤看起来柔顺有弹性 | 皮肤松弛严重，皮肤厚度减少 |
| 皮下组织容量正常 | 皮下组织容量减少 |
| 除了较瘦的人，看不到其他人手背部的静脉和肌腱 | 手背部静脉和迂回静脉的可见度增加 |
| 关节大小正常，与手的比例适当 | 手背部肌腱的可见性增加 |
| 脱色情况罕见 | 关节突起增加 |
| | 脱色区域增加 |

## 美观手的定义

"美观手"的定义一直是许多研究讨论的主题。美观手通常被描述为有正确的解剖比例，表皮/真皮厚度和皮下组织容量正常，静脉、肌腱和骨性结构隐藏在皮下组织中，所有这些都是形成美观的和可接受的手部轮廓的要素。人们对手部解剖的初步评估可以将患者的手分为以下3类：

（1）瘦弱型（手掌和手指细长，被认为是最优雅的手）。

（2）运动适中型（手掌稍宽，被认为是最平衡适中的手）。

（3）肥胖型（手掌短而宽，手指呈圆锥形）。

最近的研究表明，手指长度和手掌宽度都约为手总长度50%的手部比例在美学上是令人满意的。此外，就像身体许多部位的解剖比例一样，如面部和躯干，符合"黄金比例"（在视觉上对人最有吸引力的比例）就被认为是美的，手也是如此。例如，每个指骨与相邻指骨的比例约等于黄金比例：指骨间比例越接近黄金比例，手就越有吸引力。

随着年龄的增长，手部的光老化和自然老化迹象可暴露人们的真实年龄。色素代谢不良区域（包括所谓的"老年斑"、癌前病变以及色减区域）显著增加，手部皮下组织萎缩，皮肤及皮下组织容量减少，手背静脉、肌腱显露突出，显得苍老。研究表明，患者认为手老化的首要表现是突出的静脉，其次是皮肤瑕疵、肌腱明显、突出的关节和畸形。尽管患者认为指甲上涂指甲油和粘贴珠宝修饰显得年轻时尚靓丽，但效果并不显著。

在20岁左右，手的轮廓和比例发育基本定型。由于皮下组织的体积容量较大，视觉感官肌腱和静脉等底层结构是模糊的。随着岁月流逝，手部倾斜和圆形皱纹的增加，皮肤松弛变薄和弹性下降，肌肉萎缩（特别是在大鱼际和小鱼际隆起），以及掌指关节（MCP）、指间近端（PIP）关节、远指间（DIP）关节的突起增加，手背肌腱和弯曲静脉变得明显。

鉴于优势手经常参与体力劳动，估计其老化表现加速，肌肉增加和静脉充血的迹象出现较早。当被问卷调查时，男性更喜欢优势手的外表（因为它被认为具阳刚之气），相反，女性更倾向于喜欢非优势手（因为它被认为是优雅的）。然而，经科学分析，我们注意到双手皱纹开始的时间没有明显的变化，而且，发育时，优势手和非优势手的皱纹没有差别。

想要有一双美观且有吸引力的手，也不要忽视指甲的装饰作用。指甲可以使人感知手指的长度和细长度（即较长的指甲提供光学长手指的错觉）；按比例，指甲长度应为远端指骨长度的一半。健康的指甲有光泽，没有脊线和破损。随着年龄的增长，指甲开始形成亮斑和条纹的区域，并且生长变得缓慢。在双盲研究中，做美甲护理，包括修甲和染色，可以降低手的感知年龄。

## 相关解剖和恢复组织容量

自20世纪40年代初以来，我们对手部解剖的理解经历了几个阶段。有助于我们了解手部解剖的文献都是基于尸体研究。卡纳维尔（Kanavel）描述了覆盖伸肌腱的浅筋膜和覆盖骨间肌和掌骨的深筋膜（图6.1）。安森（Anson）将手背筋膜分为表浅筋膜和深筋膜两个主要层次，表浅筋膜与伸肌腱相连，深筋膜位于骨间肌和掌骨之上。此外，深筋膜被描述为前臂筋膜的延续。

最近的一项解剖研究，经组织学分析，通过双重超声成像和对粘连/血管的氧化铅评估重新定义了我们对手背解剖的理解。本研究确定了由3个筋膜层分隔的3个脂肪层。背深筋膜是最深的脂肪室，包含伸肌腱（向着桡尺方向运动）和深背静脉；背深筋膜是脂肪室的底面，掌骨骨膜的延续，覆盖在骨间和掌骨上。背侧中间层包含所有供应手背及其筋膜的主要可见静脉和感觉神经。背侧浅层是最浅的，有8~12个随机分布的间隔粘连，包含穿孔血管，来自手的深弓，插入真皮并可能提供真皮下神经丛。背部浅筋膜束缚着这些间隔。

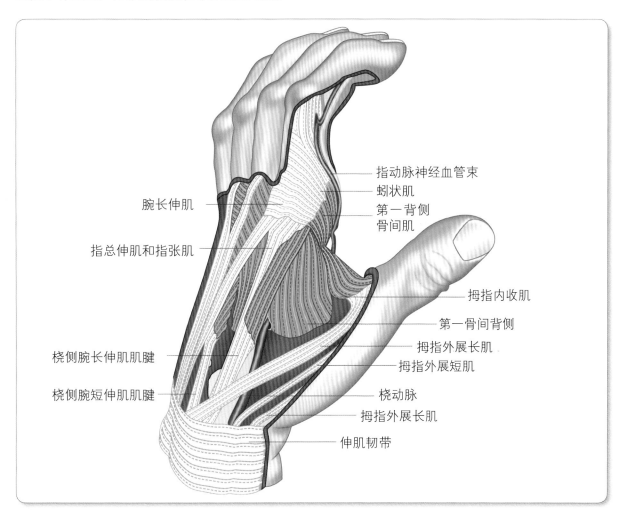

指动脉神经血管束
蚓状肌
第一背侧骨间肌
腕长伸肌
指总伸肌和指张肌
拇指内收肌
第一骨间背侧
拇指外展长肌
桡侧腕长伸肌肌腱
拇指外展短肌
桡动脉
桡侧腕短伸肌肌腱
拇指外展长肌
伸肌韧带

**图 6.1** 手部解剖

人们推测这些间隔是造成操作时出血、擦伤和血肿的原因，以及是在脂肪移植和真皮填充物注射过程中导致手背受伤的原因。此外，这些插入真皮的粘连可能是注射到手背部后出现的分隔现象的原因。这种现象可以通过多隧道最小化少量分散注射，然后在间隔边界按摩均匀（无论是脂肪还是填充物）进行恢复组织容量治疗。

## 解决与手老化相关的容量流失的迹象

皮下组织容量的流失被认为是导致手老化外观的最重要因素。这种流失将导致手的骷髅化，手背肌腱和静脉明显鼓出皮面。通过增加手背的容量体积，这些结构的可见程度会柔化。手部容量体积流失评估已公布有Carruthers和Busso两种分级。然而，大多数医生喜欢根据临床判断和患者偏好评估。目前，已经有了许多手部增容重建年轻化的方法和技术，从最早的脂肪转移技术到最近在填充物注射方面的进展（表6.2）。

### 自体脂肪移植

脂肪移植是最早应用在手背增容的技术，自20世纪80年代以来一直使用。临床推广较难的原因是：该项目对医生技术要求高，是操作复杂耗时、价格昂贵的侵入性手术，且并发症也不少。然而，脂肪移植治疗不但效果好，而且维持时间最长，长达10年。如果患者已经在接受抽脂手术，特别是腹部或大腿上部的抽脂手术，最好建议抽出脂肪材料移植到其他部位，美容年轻化的同时还能创造经济效益。

### 表 6.2    可用于增加手部容量的不同类型的填充材料

| 填充物类型 | 技术 | 持续时间 | 并发症 |
|---|---|---|---|
| 自体脂肪（离心、冷冻） | 将10~12mL通过多隧道手背进行注射填充；若后续随访中发现量不足，则进行补打修饰 | < 10年 | 水肿（持续时间小于16周） |
| 玻尿酸 | 2.8mL总剂量与1%利多卡因以多隧道扇形交叉技术注射手背；患者在仰卧位，手在休息体位 | 6个月至1年 | 血肿、肿胀、手部运动不适、异物肉芽肿、丁达尔效应 |
| 聚左旋乳酸 | 将利多卡因稀释后的填充物共10mL，用隧道交叉技术注入手背；患者必须每天按摩3次，共3天 | 18个月至2年 | 疼痛、血肿、水肿、动脉痉挛、异物肉芽肿 |
| 羟基磷灰石钙 | 将共2.6mL含1%利多卡因的填充物注射到第5掌骨至第2掌骨和腕背折痕至掌指关节的交界处；注射后患者必须轻轻按摩该区域 | 72周 | 瘀青、水肿 |

虽然在注射技术（从Fournier使用的大剂量注射到Coleman 2002年介绍的连续穿刺法注射）上人们还没有达成共识，研究表明，离心脂肪具有更长的寿命和更好的整体美观效果。此外，冷冻脂肪便于多次补充。大多数研究报道，将10～12mL自体脂肪移植到手背可得到30%～40%的初始矫正率，随后的治疗可增加该矫正率。使用较小体积的自体脂肪可以改善脂肪移植物中的新生血管，并减少患者的停工时间。与脂肪注射相关的最常见的并发症是严重的水肿，可持续16周。

## 玻尿酸

伴随着衰老，年龄的增长，皮肤中天然的玻尿酸（HA）逐渐流失。HA是一种细胞外基质，水合后有助于组织的生物力学稳定性。尽管目前临床中，关于外源性HA应用的研究正在进行中，但仍有很多人将其超说明书应用于手背，大多数患者在注射后表现出很高的满意度，并且皮肤质地有了显著的改善。常用填充材料如瑞蓝和乔雅登（Juvederm）具有较大的颗粒，因此结构支撑作用较好。大多数报道单侧用1.4mL的HA，与1%利多卡因混合，注射手背改善容量流失，可达到美容年轻化目的。操作时注意患者体位，在方便治疗的同时也要使患者舒适，一般采取平卧位双手交叉放置胸前或坐位双手平放在治疗台上，应用隧道点线扇形交叉注射技术将填充物深部皮下，注射后进行按摩塑形，以确保填充物均匀分布。重要的是不要注射太浅，否则易发生丁达尔现象。

研究者开展了使用乔雅登（Juvederm Ultra，Allergan，Inc.）的研究，如果有需要，可在第15天和第30天补充注射乔雅登水合物（Juvederm Hydrate，Allergan，Inc.），结果显示，医生和患者在30天后都对注射效果表示满意或非常满意。研究者开展了另一项研究，分别对每只手注射1.4mL的瑞蓝（Restylane）或瑞蓝–L（Restylane–L Galderma Laboratory）和2.0mL的人胶原蛋白，在腕部前方以倾斜角度扇形注射，并向手指方向进行按摩。结果表明，任何一种瑞蓝矫正容量缺失的效果均优于人胶原蛋白，并且患者满意度也更高（尽管在统计学上没有显著意义）。研究者还介绍了另一种技术，注射微量（<20μL）HA，这种方法可增加成纤维细胞的活化，从而增加表皮层中的胶原蛋白密度。

注射后的不良反应包括血肿形成、肿胀、缺血、感染、手部运动不适，偶尔会发生更严重的不良反应，如异物肉芽肿形成和丁达尔效应。避免过度矫正，则可以避免大多数严重不良反应的发生。如果出现严重的不良反应，可用玻尿酸溶解酶溶解HA。HA的填充效果可持续6个月至1年。

## 聚左旋乳酸

在使用聚左旋乳酸（PLLA）治疗手部容量流失的最初研究中，医生和患者的满意度均达到10分，且未发现严重不良反应。此后，PLLA被经常用于填充手背，因为其效果持续时间长（18~24个月），且是诱导自身胶原蛋白产生。但是，PLLA在手部的应用仍然是超说明书应用。

一项关于PLLA注射技术的回顾性研究显示，可将皮肤捏起，使之呈帐篷状，然后以倾斜角度采用扇形退行技术进行注射，从MCP关节的远端开始注射填充剂。注射后进行按摩以尽量减少结节形成的可能性，这是与PLLA填充剂相关的已知不良反应。经2~3次治疗（每次治疗间隔4~6周），可实现最佳效果，并且患者对PLLA注射治疗的满意度很高。有1例患者的研究报道，采用连续穿刺注射法以30°~40°的角度向掌骨间隙内注射0.1~0.2mL的等量液体。每只手注射5mL经过稀释的PLLA（8mL盐水和1~2mL的1%利多卡因混合），并在注射后按摩以确保填充物分布均匀。指导患者每天按摩注射区域5次，持续5天。研究人员指出，容量恢复效果持续了18个月，非优势手的增强效果更好。重要的是要避免注射到解剖学上的"鼻烟窝"区域，因为注射到这个区域可能会导致神经血管损害。

与PLLA注射相关的不良反应包括疼痛、血肿、水肿和动脉痉挛，所有不良反应均会在治疗后几天内自行缓解。PLLA最严重的不良反应是形成永久性结节，很可能是持续性异物肉芽肿；如果发生这种情况，如可能，需要手术清除填充物（译者加晓东注：视具体情况，可尝试使用低剂量低浓度类固醇软化针注射或使用皮下剥离类似萎缩性瘢痕皮下剥离松解术进行改善）。为避免发生此类并发症，应在使用前至少2h配药稀释PLLA，勿过量注射，将治疗间隔时间延长至4周以上，注射后按摩，使药物分布均匀。

## 羟基磷灰石钙

羟基磷灰石钙（CaHA）是唯一可非超说明书应用于手部的填充剂。注射后的效果可持续1~2年，注射后72周仍可刺激胶原蛋白增生，患者满意度较高，且治疗次数少，容量可立即增加，停工时间短，副作用少。CaHA填充剂注射技术：用1.3mL的填充剂和0.1mL的1%利多卡因混合，将填充剂注射至第5掌骨到第2掌骨、MCP关节和腕背折痕之间的区域，然后温和地进行按摩（图6.2）。患者能够在1天内恢复日常活动，仅有短暂瘀青和水肿。

## 真皮填充剂相关的并发症

关于应用真皮填充剂对老化的手进行容量填充的研究只是研究了短期随访的患者，因此人们仅了解了与真皮填充剂有关的短期的并发症。虽然人们对手部注射真皮填充剂的并发症的研究很少，但大多数文献报道，治疗后可发生暂时性并发症，如疼痛、瘙痒、瘀青、变色、肿胀、水肿和明显的皮下结节（其中瘀青和肿胀是最常见的）。抬高手部，应用美敦乐（Mednol Pak）或者泼尼松均可减轻肿胀。一项对注射真皮填充剂后出现不良反应的患者进行的研究显示，长期的不良反应包括异物肉芽肿、永久性肿胀和异物。

### 真皮填充剂相关的异物肉芽肿的治疗

根据注射的真皮填充剂的类型，有许多不同的方法可用于治疗与填充剂相关的异物肉芽肿。建议对病变部位进行活检，以确定异物肉芽肿与感染（深部真菌和细菌与病毒）之间的区别。开始时进行冰敷、按摩和抬高手部，之后进行抗生素治疗（应用第二代头孢菌素和第三代大环内酯类抗生素，持续7天），然后，使用外用类固醇和皮内注射类固醇（40mg/mL，最初注射2次），口服别嘌呤醇、抗生素和抗真菌药物（米诺环素，5-氟尿嘧啶），最后，通过手术切除。当务之急是要小心地将类固醇注射到真皮填充剂所在的层面，以确保降低脱色和类固醇诱导的组织萎缩的发生风险（随之而来的是容量丧失和轮廓不规则）。

当使用HA时，在发现过敏后，应立即用玻尿酸溶解酶掉HA。对于使用CaHA后出现的异物肉芽肿，通常用外科切除的方法进行治疗。评估患者是否有手术切除的适应证是很重要的，因为这是决定手术成功的一个重要因素。需要向患者咨询异物肉芽肿的病史，使用非手术疗法（如使用抗生素、类固醇）治疗的过程，以及由于异物肉芽肿引起的严重美学缺陷所致的心理问题。客观地评估患者是否是一个好的手术对象，包括是否有明确的病变和任何感染的迹象，如严重的感染限制了手的活动范围、疼痛和组织坏死。然而，在手术期间，几乎不可能清除所有的注射用填充剂。即使患者对手术干预的满意度很高，但由于巨噬细胞的重新激活，残留的异物往往会引起间歇性的炎症反应。

### 避免发生与真皮填充剂相关的并发症

注射前最重要的一步，为避免发生与注射真皮填充剂相关的并发症，应详细采集病史，特别注意出血性疾病，抗凝血剂如阿司匹林、氯吡格雷、依诺肝素、华法林、肾上腺素和凝血酶抑制剂的应用，以及摄入可能影响止血的补充剂，如维生素E、鱼油和人参。医生要熟悉手背的解剖，以避免发生医源性血管损伤瘀青或血肿形成。有些人主张在注射前应用超声摄取手背的轴位像和矢位像，以确定注射过程中不损伤血管等结构。

在注射过程中，要谨慎避免过度矫正，因为容量过大可能会对感觉和运动至关重要的结构（如MCP关节或掌背关节内侧/外侧交界处）造成压力，从而损伤手的基本功能。注射真皮填充剂后，应轻轻按摩注射区域，以确保填充剂沿组织平面填充均匀，确保填充剂分散在重要的解剖结构周围，并降低结节形成的风险。此外，应指导患者继续每天按摩多次，并避免在注射填充剂后的几天内进行繁重的体力劳动。

## 浅表静脉的问题

全身老化可导致静脉回流受阻，手部也不能幸免。与身体的其他部位不同，手部缺乏有效的深静脉回流，因此剩余的浅静脉易受静脉瘀滞、充血和组织平面内水肿的影响，因为过高的静脉压力而产生渗出液。除了肿胀之外，手部软组织萎缩会导致静脉更加表浅和明显。当患者注意到手部出

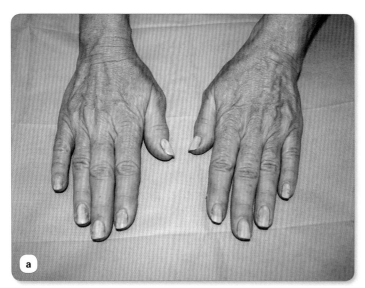

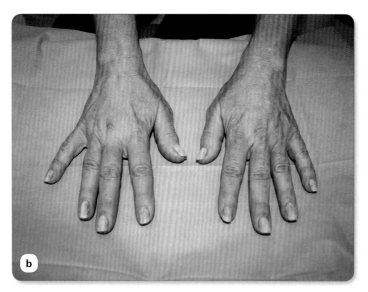

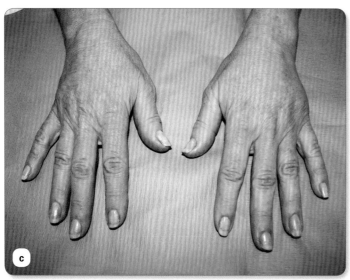

图 6.2　一名 64 岁的女性，手部注射羟基磷灰石钙（CaHA）。(a) 注射前。(b) 患者注射 1.3mL 填充剂（每只手）1 周后的结果。(c) 5 个月后，患者的手看起来得到明显改善，皮下容量得到恢复

现老化的外观时，这些弯曲和充血的静脉是他们主要关注的问题（表6.3）。

波长为810nm、1064nm和1320nm的激光已被证明可通过血管内激光消融来成功治疗大隐静脉曲张。一项研究将这种激光消融技术扩展应用到手部静脉。27例患者接受了血管内激光消融来治疗手部，应用600μm和940nm二极管组合的激光光纤设备，提供连续7W的能量并以2mm/s的速率通过静脉。共有215条静脉接受了治疗，在随访中患者满意度高，不良反应很少，包括出现瘀斑、水肿（延伸到中指关节，可在2周内消失）以及疼痛，并且有1例患者的激光纤维出口部位遭受烧伤，最终愈合且没有明显的瘢痕。

除了血管内激光消融，还有其他方法可治疗可见的手部静脉，包括硬化疗法和静脉曲张剥脱术。硬化疗法使用多聚醇（高达3%）或十四烷基硫酸钠（1.5%~3%）等化学物质在血管上有效地留下瘢痕，使血液不能再流过血管，在1~2次治疗后，可见的手部静脉中有90%～100%不可见。传统的硬化治疗方法是通过抬高四肢排空静脉，在前臂周围施加压力（用手或止血带），注射1~4mL（取决于血管的大小和长度）的硬化剂，然后按摩。不幸的是，传统的硬化疗法后经常发生血栓，引起不适和水肿。此外，研究报道的其他不良反应包括出现毛细血管扩张，形成溃疡，注射部位因残留含铁血黄素、红斑而导致色素沉着，以及对注射材料发生过敏反应。最近，一种新的方法——泡沫硬化疗法（应用1mL的1%十四烷基硫酸钠和4mL空气）的使用，提高了治疗的成功率（几乎100%），降低了血栓和水肿的发生率。

硬化疗法一直深受人们的欢迎。然而，硬化疗法由于有微粒传播到循环的远端而具有其他风险，包括头痛、视觉改变、咳嗽、偏头痛和短暂性脑缺血。静脉切除术（静脉剥离术）包括手术切除手部可见的血管，虽然有效，且术后并发症很少，但由于手术所需的操作水平较高、所需的时间也较长而使其的应用受到限制。当消融手部表面血管时，无论是通过激光、硬化疗法还是静脉切除术，都要考虑远端静脉缺失和表面静脉引流受阻等后果，以及随着时间的推移，由于表面静脉引流受阻而发生的手部水肿。因此，在对手部浅静脉进行任何手术之前，应该考虑消融前肘前静脉的存在。此外，结缔组织疾病、凝血障碍、既往乳腺癌根治术（包括腋窝淋巴结清扫）、既往影响静脉

## 表 6.3　手背静脉曲张的不同治疗方案

| 治疗方案 | 技术 | 并发症 |
| --- | --- | --- |
| 激光光纤消融术 | 应用810nm、1064nm和1320nm激光 | 瘀斑、水肿、疼痛、光纤出口处烫伤 |
| 硬化疗法 | 应用聚多卡醇、十四烷基酯硫酸钠 | 血栓、毛细血管扩张、溃疡形成、色素沉着、红斑、过敏反应 |
| 泡沫硬化疗法 | 应用十四烷基硫酸钠 | 头痛、视觉变化、咳嗽、偏头痛、短暂性脑缺血 |
| 静脉切除术 | 手术切除 | 瘀青、肿胀、皮肤麻木 |

引流的手部手术、关节炎、慢性手部疼痛、腕管综合征和手部蜂窝织炎/坏死性筋膜炎是手部静脉消融的禁忌证。

如果患者不符合消融标准，可通过增加手部容量来降低静脉血管的可见度，如脂肪移植和注射填充剂，以掩饰充血的手部浅静脉。除了隐藏可见的静脉外，增加的容量还能掩盖由于手部软组织萎缩而导致的手部肌腱和骨骼突出。

## 解决手部老化的表面现象

解决手部老化的问题不仅仅是解决手背皮下容量的缺失，手部老化的表现还与手背的静脉和肌腱突显有关，并且与经过年轻化治疗的面部表现出较大的差异。紫外线照射会导致色素沉着过多/减少、均匀度不佳和出现癌前病变［如光化性角化病（AK）］。这些老化的迹象可以通过表面处理和局部治疗来解决，如微晶磨削、化学剥脱和激光治疗（表6.4）。

### 化学剥脱

化学剥脱可能是最经济的皮肤治疗方法，并已被科学证明可部分逆转表面老化的现象，如色素沉着。不幸的是，与面部不同，手部含有较少的负责皮肤更新的腺体结构和较少的输送营养所需的真皮血管。因此，化学剥脱后，特别是使用更强的化学剥脱剂后，由于愈合不良和瘢痕形成，可能发生不可预测的并发症。考虑到这些因素，当在手部进行化学剥脱时，谨慎的做法是以保守的方式使用剥脱剂，并连续多次进行剥脱，通常随着时间的推移，剥脱剂的浓度可以达到更高。与大多数外用剂一样，皮肤病的改善在性质上通常是渐进的，患者经常对结果感到沮丧，作为一名医生，术前客观科学、实事求是的沟通是取得治疗成功的重要前提。

### 浅表化学换肤制剂

较温和的剥脱剂包括α–羟基酸和β–羟基酸、维生素A和维生素C衍生物，以及α–硫辛酸。仅针对浅层表皮的特定剥脱液包括杰斯纳溶液、70%乙醇酸/水杨酸、50%间苯二酚和10%~25%三氯乙酸。持续使用化学剥脱疗法也可能导致表皮和真皮增厚，以及刺激角质形成细胞和成纤维细胞使基底膜产品（如弹性蛋白）增加。维A酸（羟酸家族的一部分）由于可增加皮肤细胞的新陈代谢，已被证明可以最大限度地减少色素沉着，减轻皱纹，改善皮肤质地。

### 漂白剂

手部老化的现象包括紫外线照射引起的损伤，如轻度色素异常（光化性色斑、雀斑）。"漂白"这些斑点的常用药剂包括4%的氢醌（一种抑制酪氨酸激酶的药剂，对黑色素细胞有毒性），以

**表6.4　不同类型的手部浅表护理**

| 治疗方案 | 技术 | 并发症 |
|---|---|---|
| 化学剥脱 | α/β – 羟基酸、维生素A及其衍生物、硫辛酸、茉莉花溶液、70% 乙醇酸/水杨酸、50% 间苯二酚、10%~25% 三氯乙酸 | 愈合不良、色素异常和瘢痕 |
| 漂白剂 | 4%对苯二酚、壬二酸、曲酸、2%对苯二酚（这些药物的作用可通过维A酸和冷冻疗法进一步增强） | 中止治疗后有部分色素沉着 |
| 局部化疗 | 2%~5%的5–氟尿嘧啶，5%咪喹莫特 | 色素沉着 |
| 微晶磨削 | 去角质 | 治疗后的微小变化（多次治疗后的微小变化需要持续保养的治疗） |
| 光动力疗法 | 氨基乙酰丙酸/补骨脂素+ UVA | 红斑，疼痛，结痂，瘙痒 |
| 强脉冲光 | 515~1200nm 宽广谱光可以瞄准特定的发色团: 血红蛋白（580nm），脱氧血红蛋白（400~755nm），黑色素（400~755nm） | 瘀斑、疼痛、结痂 |
| 祛色素激光 | 755nm 翠绿宝石激光<br>694nm 红宝石激光<br>532nm ND：YAG激光<br>510nm 染料激光<br>690nm 红宝石激光 | 结痂、水泡、色素沉着和减退，尤其是深色皮肤类型 |
| 汽化剥脱激光器 | 超脉冲CO$_2$激光、Er：YAG调Q型亚历山大石激光 | 愈合时间长，约2周，表皮脱落、红斑、色素沉着和减退 |
| 非剥脱激光 | 1320nm Ng：YAG激光<br>1540nm铒玻璃激光<br>585nm闪光灯脉冲激光<br>染料1450nm二极管激光<br>532nm KTP/1064nm/Nd：YAG组合激光 | 轻度红斑，需要多次治疗 |
| 点阵激光器 | 1550nm掺铒激光，1927nm铥激光 | 水肿、红斑 |

及壬二酸、曲酸和2%的苯醌。然而，这些药剂作用缓慢，不足以完全逆转过度色素沉着。加入维A酸，可以减少逆转过度色素沉着的时间；通过冷冻疗法可以进一步加强治疗效果。不幸的是，随着漂白剂的停止使用，色素沉着经常会复发，因此一旦开始使用漂白剂，就应该建议患者无限期地持续应用。此外，为了避免色素异常的进展，医生应该建议患者每天使用广谱防晒霜。

## 局部化疗

癌前皮肤病变［如光化性角化病（AK）］通常与紫外线对皮肤的损害和手部的老化有关。最常用的局部化疗药物是2%～5%的5-氟尿嘧啶（5-FU）和5%的咪喹莫特，它们是一种抗线粒体药物。研究表明，这两种制剂都成功地实现了对双手AK的完全清除，特别是每周应用3次咪喹莫特，持续应用12周后。

## 微晶磨削

美容院相关人员和医生一样一直在使用微晶磨削，依靠去角质促进表皮再生（应用部位包括面部、颈部、手部）。剥脱过程中有多个因素决定了剥落量：颗粒大小和撞击角度、颗粒速度、真空压力以及回合次数。科学研究表明，微晶磨削的效果包括表皮增厚、黑色素沉积减少，以及基底膜中弹性蛋白沉积增加。不幸的是，微晶磨削效果是较小的，并且不是永久性的，需要多次治疗，并进行持续的维护。

## 光动力疗法

除了局部硬化外，人们已经研究出治疗癌前光化性角化病的其他方法。光动力疗法（PDT）涉及光敏剂（如氨基酮戊酸或补骨脂素）的使用和用UVA光来破坏皮肤的癌前病变细胞。比较5-FU和PDT的研究表明，这两种方法对手背的AK同样有效。除了治疗癌前病变外，PDT在减少皱纹和斑驳色素沉着的同时可导致表皮增厚和刺激前胶原蛋白的生成，从而改善皮肤质地。据研究报道，至少需要2个疗程来清除光化性角化病，用5-FU预处理1周后治疗3个疗程可获得皮肤颜色和质地的全面改善。PDT的副作用包括红斑、疼痛、结痂和瘙痒。

## 强脉冲光

强脉冲光（IPL）使用高强度的广谱光脉冲（515~1200nm激光）来靶向特定的生色团，例如血红蛋白（应用580nm激光，用于治疗毛细血管扩张症）、脱氧血红蛋白（应用400~755nm激光，用于治疗泛紫血管）和黑色素（应用400~755nm激光，用于治疗泛紫血管和与紫外线暴露相关的色素异常），对特定皮肤类型进行特定穿透深度和脉冲持续时间的治疗。这种治疗方法可同时治疗血管和色素缺陷，而不会对治疗区域造成明显的损伤。从历史回顾看，由于脉冲持续时间超过黑素体的热弛豫时间，IPL在传统上不用于治疗日光性黑子；然而，最近的一项研究表明，4种系列的IPL治疗可以提供出色的治疗效果，医生满意度为100%，患者满意度为87%。其他研究表明，一系列IPL治疗可以增加真皮胶原蛋白的刺激，从而通过收缩毛孔和淡化细纹来改善皮肤质地。手部的IPL治疗参数设置比面部更温和，可能需要更长的时间才能愈合。

## 激光治疗：色素变化与表皮重塑

为了减少皮肤松弛和与老化相关的老年斑，可以在手部应用汽化激光和非剥脱激光重建表皮。重要的是要记住，手背上的皮脂腺、汗腺、毛囊附属器结构非常少，血管供应也很少，表皮薄，综上因素其修复功能相对面部而言较差，这使得它很容易发生无法适当愈合的损伤。为了解决色斑问题，激光（如短脉宽的Q开关755nm翠绿宝石激光、694nm红宝石激光、532nm Nd：YAG激光、510nm染料激光和690nm红宝石激光）可针对特定的生色团（特别是脱氧血红蛋白和黑素体）进行选择性光热分解，精准打击。Q开关激光已经证明可有效去除日光性黑子，特别是Q开关Nd：YAG激光和红宝石激光更有效。应术前告诉患者可能会出现紫癜、结痂、大疱形成、与治疗相关的皮肤质地变化以及治疗后治疗区域立即出现的色素过度沉着或色素减退，特别是在较深的皮肤类型中。使用诸如超脉冲$CO_2$激光、Er：YAG激光和Q开关翠绿宝石激光等保守汽化表皮激光的研究表明，患者总体满意度为50%，外观平均改善50%。汽化激光的使用与愈合期延长（长达2周）、表皮脱落和出现红斑有关。汽化激光表皮重塑可与化学剥脱疗法联合使用，以提高治疗效果。

非剥脱激光包括1320nm Nd：YAG激光、1540nm铒玻璃激光、585nm闪光灯脉冲染料激光、1450nm二极管激光和532nm KTP/1064nm Nd：YAG激光，可刺激真皮成纤维细胞产生胶原蛋白，同时保护表皮（图6.3）。在使用1320nm Nd：YAG激光治疗的一系列病例中，1例患者，经过6次治疗后，手部外观有1%~19%的全面改善。非剥脱激光治疗的优点是红斑等副反应少和停工期短；但通常要进行多次治疗，每次治疗的改善都是轻微的。因此，患者往往对缓慢的进展和轻微的效果感到失望。

除了表皮激光治疗外，点阵激光由于只有特定的柱状结构能够靶向治疗，不会伤及周围组织且术后恢复很快，越来越受人们的欢迎。使用剥脱性$CO_2$激光的研究表明，在3种治疗中，研究人员和患者共同评估发现，皱纹改善了50%，色素改善了75%，皮肤质地改善了50%。不良反应包括水肿和红斑。幸运的是，没有治疗后色素脱失的报道。唯一被报道可用于手背部的非剥脱性激光是1550nm掺铒激光和1927nm铊激光。这些治疗方法的耐受性良好，副作用有红斑、水肿、痤疮样发疹和炎症后色素沉着。

## 解决多汗症的问题

多汗症的定义为超出正常体温调节所需的汗腺分泌过多，可以是特发性（原发性）的，或继发于某些基础疾病（如发烧、恶性肿瘤、自主神经反射障碍）或药物（包括抗抑郁剂、抗高血压药、抗生素、激素替代药物和抗精神病药物）的副作用。这种现象不但对日常活动造成一定影响，而且增加了皮肤感染的可能性，并可能导致患者的整体生活质量下降。据研究评估，2.8%的人口患有全

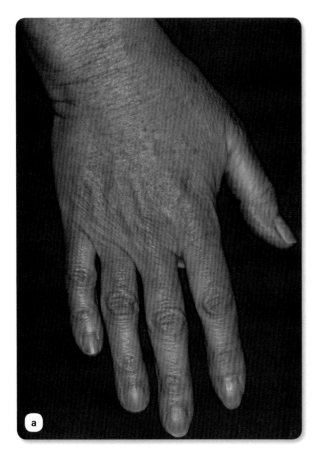

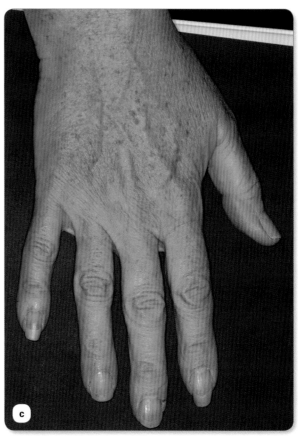

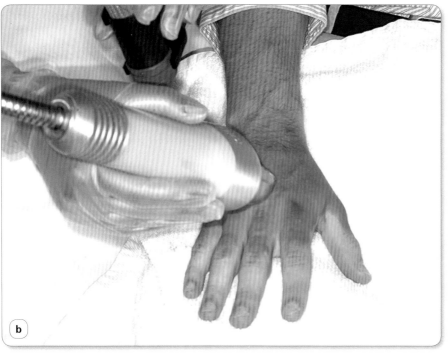

**图 6.3** 用红外激光治疗患者。(a)治疗前。(b)用一种发射红外波长的激光设备治疗患者的手,这种红外波长激光可帮助改善皮肤松弛情况。(c)经过1次治疗后,皮肤质地和紧实度有显著改善

身性多汗症，最常见的发病年龄为14~25岁，但相信这是一个最低数值的评估，因为就诊患者和医疗专业人员报道的并不是全部病例。手掌多汗症和足底多汗症可见于88.9%的人中。考虑到多汗症的不利影响，人们已经开发出多种不同的有效治疗方法。这些方法包括肉毒素注射（A/ONA，A/INCO，Abobotulinum toxin A，rimabotulinum toxin B），外用抗胆碱能药（包括甘草次酸和奥昔布宁），微针射频治疗，长脉冲800nm二极管激光、1064nm Nd∶YAG激光治疗，威塑超声（Vaser）治疗，强聚焦超声和离子导入治疗。

## 结论

有许多治疗方法可用于恢复手部的年轻化外观。填充剂可以解决大多数老化的内在问题，而其他方法（例如激光治疗、化学剥脱）可以消除老化的外在和表面问题（不均匀的色素、皱纹、静脉）。

## 参考文献

[1] Anson BJ, Wright RR, Ashley FL, Dykes J. The fascia of the dorsum of the hand. Surg Gynecol Obstet 1945; 81:372.
[2] Bains RD, Thorpe H, Southern S. Hand aging: patients' opinions. Plast Reconstr Surg 2006; 117:2212–2218.
[3] Bidic SM, Hatef DA, Rohrich RJ. Dorsal hand anatomy relevant to volumetric rejuvenation. Plast Reconstr Surg 2010; 126:163–168.
[4] Busso M, Applebaum D. Hand augmentation with Radiesse (calcium hydroxylapatite). Dermatol Ther 2007; 20:385–387.
[5] Butterwick KJ, Bevin AA, Iyer S. Fat transplantation using fresh versus frozen fat: a side-by-side two-hand comparison pilot study. Dermatol Surg 2006; 32:640–644.
[6] Butterwick KJ. Rejuvenation of the aging hand. Dermatol Clin 2005; 23:515–527.
[7] Coleman SR. Hand rejuvenation with structural fat grafting. Plast Reconstr Surg 2002; 110:1731–1744.
[8] Dallara JM. A prospective, noninterventional study of the treatment of the aging hand with Juvederm Ultra(R) 3 and Juvederm (R) Hydrate. Aesthet Plast Surg 2012; 36:949–954.
[9] Fabi SG, Goldman MP. Hand rejuvenation: a review and our experience. Dermatol Surg 2012; 38:1112–1127.
[10] Glaser DA, Galperin TA. Managing hyperhidrosis: emerging therapies. Dermatol Clin 2014;32:549–553.
[11] Goldman A, Prati C, Rossato F. Hand rejuvenation using intense pulsed light. J Cutan Med Surg 2008; 12:107–113.
[12] Gubanova EI, Starovatova PA, Rodina MY. 12-month effects of stabilized hyaluronic acid gel compared with saline for rejuvenation of aging hands. J Drugs Dermatol 2015; 14:288–295.
[13] Jakubietz RG, Jakubietz MG, Kloss D, Gruenert JG. Defining the basic aesthetics of the hand. Aesthetic Plast Surg 2005; 29:546–551.
[14] Jakubietz RG, Kloss DF, Gruenert JG, Jakubietz MG. The ageing hand. A study to evaluate the chronological ageing process of the hand. J Plast Reconstr Aesthet Surg 2008; 61:681–686.
[15] Kanavel AB. Infections of the Hand, 7th Edition. Philadelphia: Lea & Febiger, 1939.
[16] Kuhne U, Imhof M. Treatment of the ageing hand with dermal fillers. J Cutan Aesthet Surg 2012;5:163–169.
[17] Man J, Rao J, Goldman M. A double-blind, comparative study of nonanimal-stabilized hyaluronic acid versus human collagen for tissue augmentation of the dorsal hands. Dermatol Surg 2008; 34:1026–1031.
[18] Moraites E, Vaughn OA, Hill S. Incidence and prevalence of hyperhidrosis. Dermatol Clin 2014;32:457–465.
[19] Nijhawan RI, Rossi AM, Perez MI. Soft tissue augmentation, part 2: Hand Rejuvenation. Cosmet Dermatol 2012; 25:351–355.
[20] Pariser DM, Ballard A. Iontophoresis for palmar and plantar hyperhidrosis. Dermatol Clin 2014;32:491–494.
[21] Pariser DM, Ballard A. Topical therapies in hyperhidrosis care. Dermatol Clin 2014;32:485–490.
[22] Park TH, Yeo KK, Seo SW, et al. Clinical experience with complications of hand rejuvenation. J Plast Reconstr Aesthet Surg 2012; 65:1627–1631.
[23] Patel G, Armstrong AW, Eisen DB. Efficacy of photodynamic therapy vs other interventions in randomized clinical trials for the treatment of actinic keratoses: a systematic review and meta-analysis. JAMA Dermatol 2014; 150:1281–1288.
[24] Redaelli A. Cosmetic use of polylactic acid for hand rejuvenation: report on 27 patients. J Cosmet Dermatol 2006; 5:233–238.
[25] Rendon MI, Cardona LM, Pinzon-Plazas M. Treatment of the aged hand with injectable poly-l-lactic acid. J Cosmet Laser Ther 2010; 12:284–287.
[26] Sadick N, Schecter AK. Utilization of the 1320-nm Nd:YAG laser for the reduction of photoaging of the hands. Dermatol Surg 2004;

30:1140–1144.

[27] Sadick NS, Anderson D, Werschler WP. Addressing volume loss in hand rejuvenation: a report of clinical experience. J Cosmet Laser Ther 2008; 10:237–241.

[28] Shamban AT. Combination hand rejuvenation procedures. Aesthet Surg J 2009; 29:409–413.

[29] Shamma AR, Guy RJ. Laser ablation of unwanted hand veins. Plast Reconstr Surg 2007; 120:2017–2024.

[30] Streker M, Reuther T, Krueger N, Kerscher M. Stabilized hyaluronic acid-based gel of nonanimal origin for skin rejuvenation: face, hand, and decolletage. J Drugs Dermatol 2013;12:990–994.

[31] Weinberg T, Solish N, Murray C. Botulinum neurotoxin treatment of palmar and plantar hyperhidrosis. Dermatol Clin 2014; 32:505–515.

[32] Williams S, Tamburic S, Stensvik H, Weber M. Changes in skin physiology and clinical appearance after microdroplet placement of hyaluronic acid in aging hands. J Cosmet Dermatol 2009;8:216–225.

# 第七章

# 身体年轻化：腹部、臀部和手臂

*Barry DiBernardo, Jason Pozner, Gabriella DiBernardo,*
*Harry T.Haramis, Zachary E.Gerut*

## 一般方法

身体其他部位的年轻化与面部的年轻化有很大的不同。身体其他部位较大的表面积和较弱的血液供应可能会极大地影响愈合、治疗方法的选择和最终的临床效果。在身体年轻化治疗的咨询过程中就要考虑这些因素。患者常常要求治疗的身体部位包括腹部、臀部和手臂。

医生要根据患者的需求和身体条件为患者制定个体化的治疗计划。常见的治疗需求是填充和塑形，但改善皮肤质地也是一种常见的治疗诉求。皮肤松弛、光老化、色素沉着、血管异常或伴随胶原蛋白和弹性蛋白降解的全身老化可以通过物理检查、专业摄影或设备进行分析，这些技术或设备可以帮助医生收集定量信息，如皮肤的物理属性（弹性）。解决这些问题的治疗方案包括局部应用化妆品、药物和各种治疗设备。

如果皮肤松弛严重，通常建议采用手术方法治疗。在轻度到中度松弛的情况下，浅表治疗或微创治疗在改善皮肤松弛和增强皮肤弹性方面具有更好的临床效果，尤其是对于腹部和手臂等部位。

对于有改善身体轮廓诉求的患者，严重的病例可以选择手术治疗，例如行腹壁成形术或手臂成形术。在轻度到中度的病例中，非手术溶脂紧肤比较容易接受，受到患者青睐，每年以700%的速度在增长。厂商们设计和开发出的多种设备也促进了美容整形技术的发展和供需平衡。身体塑形除了需减少脂肪外，患者通常还希望能增大某些区域，如胸部和臀部。在这种情况下，脂肪移植或填充剂增容是较为合适的治疗方法。

虽然有许多设备可以用于收紧皮肤和塑造身体轮廓，但最有效的改善肌肉张力的方法是锻炼。然而，也有一些设备可以刺激胶原蛋白重塑，可与运动协同作用来帮助改善肌肉和皮肤的张力。

身体年轻化领域的治疗趋势是通过注射来解决问题。凯贝拉（Kybella）于2015年5月获得FDA批准可用于减少颏下脂肪的注射治疗，并且正在进行更多的生物学试验及临床试验，预期在不久的将来会推向市场。

医生应该仔细规划身体年轻化的治疗方案，以解决特定患者的缺陷困扰。因此，在开始任何形式的治疗之前，必须与患者进行仔细的沟通。

## 身体塑形

　　无创身体塑形的主要目标包括改善肌肉张力、缓解皮肤松弛和减少脂肪。血管和色素异常也是身体年轻化的一个主要治疗焦点，在本书的其他章节中有详细阐述，本章不再讨论。

## 肌张力

　　当皮肤松弛不严重和皮下脂肪不多时，身体塑形的目标可能是改善肌肉纤维形状。心血管运动和力量训练可以刺激55%～60%的肌肉纤维，这是增加肌肉体积的最有效的方法。特别是对于手臂中

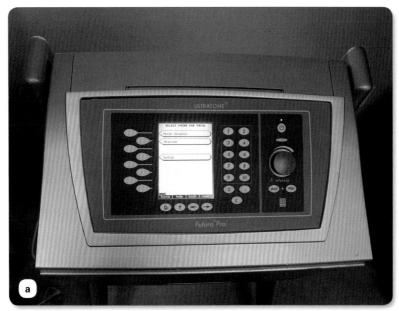

**图7.1**（a）Futura Pro 多能系统。（b）粘贴电极垫

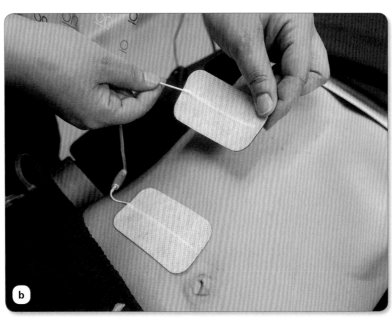

的肌肉，必须刺激肱二头肌、三头肌和三角肌。腹部塑形是通过刺激腹肌获得的，而刺激臀大肌则可以改善臀部的体积和轮廓。

最近，一种设备被推向市场，它可以与运动相结合，并使用电刺激肌肉和超声波技术来刺激100%的肌肉纤维。这是一种无创、无痛的治疗设备，一次治疗即可实现肌肉增强和减少脂肪的明显效果，可通过多次治疗维持长期效果（图7.1）。其作用机制是基于超声波能量，分解脂肪组织，然后应用电刺激肌肉来代谢脂肪（图7.2）。因此对于希望身体塑形、减少脂肪和减少腰围尺寸的个体来说，这是一个自由的选择。治疗包括20min的超声波刺激来分解和液化脂肪细胞，然后进行40min的电刺激，以维持持续强度和长时间的肌肉收缩。当脂肪液化时，液化的脂肪在间质组织中积累，

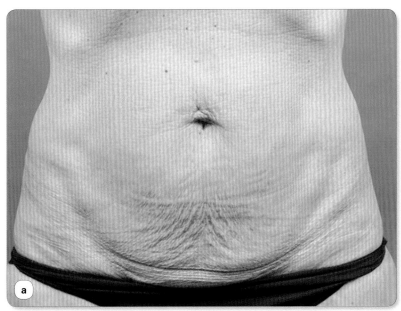
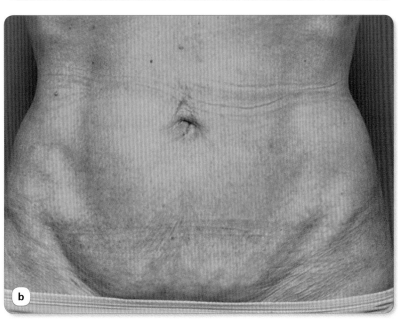

**图 7.2** 1 例 63 岁皮肤松弛的女性患者接受皮下射频吸脂治疗。(a) 治疗前。(b) 皮下射频治疗 3 个月后

并最终通过淋巴循环进入血液，在血液中液化的脂肪将重新分布到其他脂肪细胞中，而不是从体内清除。为了防止出现这种情况，通过电刺激促进脂肪细胞新陈代谢。超声波和电刺激的结合可有效代谢脂肪、调节肌肉，并在单次治疗中移动液化的脂肪。5个疗程后可以看到持久的效果，但10个疗程是最佳的方案，可以提供更好的结果。要向患者传达现实的期望。疗效在很大程度上取决于皮肤问题的严重程度。

## 皮肤紧致

紧致的皮肤对美学效果至关重要。外科紧致方法是一种非常可靠和可重复应用的技术，已经经过了实践的检验。然而，值得注意的是，并不是所有的患者都有长期效果，因为皮肤弹性蛋白和胶原蛋白的比值会影响皮肤状态的持续时间。我们下面介绍的设备可以帮助增强一些部位的皮肤紧致效果，包括手臂、腹部和臀部。

### 射频

射频（RF）作为一种用于皮肤紧致的能量设备已经有数年的应用历史了。能量传统上是以由外向内的方式传递的。早期的设备之一热玛吉（Solta Medical, Inc., Hayward, USA; Valeant Pharmeceuticals International, Inc., Laval, Canada）临床应用中有良好的效果，但不同患者的治疗效果并不一致。

射频能量依靠两种基本途径——单极和双极传递到皮肤。多极和多发生器RF也在身体塑形领域有一定的地位，特别是以皮肤紧致为目标时。不同之处在于电极的位置：要么远离身体（单极），要么从两个紧密放置的电极之间传递能量，通常在同一只手上（双极）。双极射频通常可提供多种表面能量传播路径，是皮肤紧致的理想治疗选择。单极射频的能量穿透深度约为圆形探头直径的1/3。

最近一个设备名为ThermiTight（Thermi Aesthetics, Dallas, USA）的设备被推向市场，这个设备的能量不仅能通过1根直径1mm的光纤在皮肤下传输，而且可以通过热成像实时监控皮肤下方和皮肤上方的温度。这种真皮下能量传输可以显著提高直接传递到真皮的温度，与传统的从外向内的方法（图7.3）相比，真皮下能量传输可以获得令人震惊的效果。这一创新设备对临床产生了重大影响：在正确的时间内实现皮肤组织温度的正确升高是皮肤紧致治疗成功的基础（图7.4）。组织升温可减轻任何生物反应，但过热则会增加不良反应的发生风险。

### 聚焦超声

在过去的10年中，射频已经非常受人们的欢迎，因为它能够向真皮提供可控的热量，刺激新的胶原蛋白生成，并在最短的时间内实现适度的组织收紧。然而，这种方法的疗效相对温和，因此手术仍然是解决中度到重度组织松弛的首选治疗方法。

聚焦超声（国内大多叫超声刀）作为一种新的能量设备被用于临床，可经皮传输热量，使能量

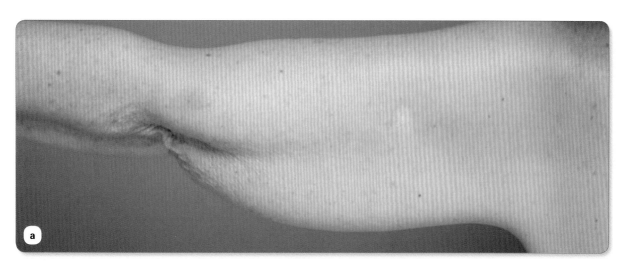

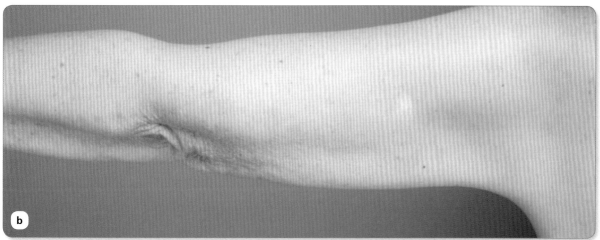

**图 7.3**　一次皮下射频治疗，温度为 65℃。（a）治疗前。（b）治疗后

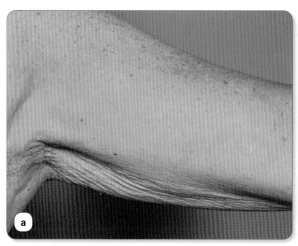

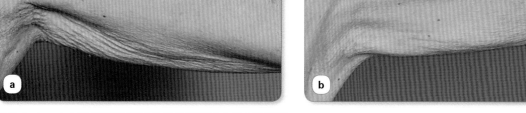

**图 7.4**　（a、b）激光辅助吸脂术后的脂肪减少和皮肤紧致

在紧致治疗区域可持续地、程序化地到达更深的真皮下结缔组织。目标是在多个层面产生更深的创伤愈合反应，具有较强和持久的胶原蛋白重塑作用。自2009年面世以来，商品名为Ulthera的聚焦超声设备（Ulthera, Inc., Meza, USA）采用了完善的微聚焦超声技术，可专门用于皮肤紧致和提升，几乎没有发生并发症的风险（图7.5、图7.6）。随着临床研究数据的增多，预计它的临床的有效性和一

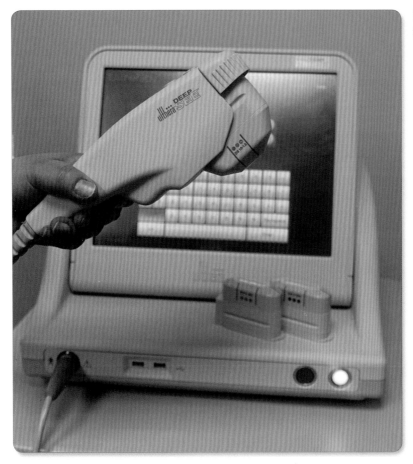

**图 7.5** Ulthera 聚焦超声设备和手柄探头

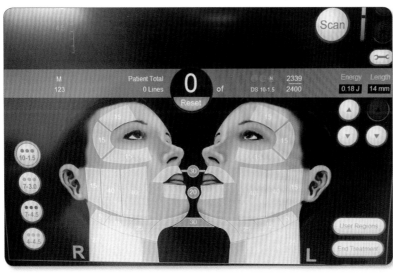

**图 7.6** Ulthera 聚焦超声的屏幕界面

致性将进一步提高。聚焦超声单次治疗只需30min左右，对于患有轻度到中度皮肤松弛的患者效果最佳，而不会造成过度的皮肤损害。聚焦超声的工作频率为4～7MHz，通过聚焦和穿透到特定的组织深度来引起组织热凝。治疗需要用双模超声，它结合使用了非聚焦超声能量来对治疗区域成像，同时使用聚焦超声能量来提供微凝固区。这些微凝固区诱导深层真皮和皮下组织发生热凝，而表层未受损伤（图7.7）。根据需要选择的不同穿透深度的治疗手具，能准确地加热特定的皮肤层次，聚焦超声能量的微凝固区被精确地击打在皮下1.5~4.5mm的层次，而不伤及无辜，起到"隔山打牛效应"，得以紧实、提升表皮下的组织的结构。随后微凝固区的创伤愈合修复反应促进胶原蛋白的重塑、增生，使得皮肤外观更平滑紧实、质地圆润富有弹性阳光的美感外观。

**激光**

自2006年以来，激光就被用于身体塑形。阿尔贝托·戈德曼（Alberto Goldman）博士是第一个引入激光溶脂概念的人。

赛诺秀公司（Westford, USA）最早销售SmartLipo激光溶脂设备，随后其他公司制造了多种其他激光溶脂设备（图7.8）。具有使脂肪细胞破裂、血管凝固和皮肤紧致的综合作用的激光溶脂技术成为临床医生和患者的新选择。最初，医生们使用的是1064nm激光，但升级版帕洛马尔Palomar（SlimLipo）平台引入了其他波长激光，如1320nm激光和1440nm激光。每一种波长的激光都对组织有独特的作用。最初的几篇研究论文阐述了激光溶脂的概念、安全性和物理学特性，之后的研究论文给出了腹部患者皮肤紧致和弹性变化的治疗结果。

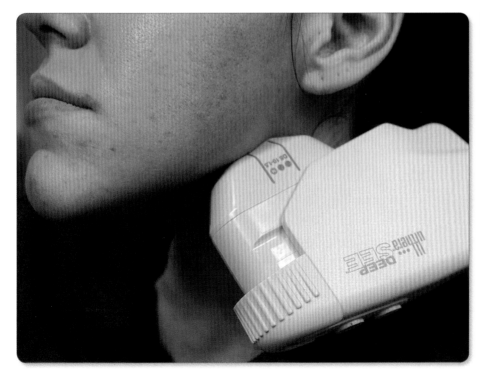

**图 7.7**　Ulthera 聚焦超声换能器的放置

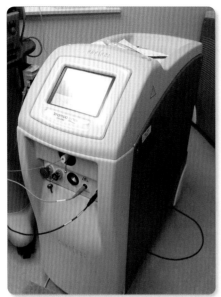
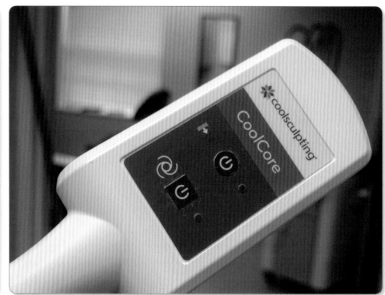

**图 7.8**   激光溶脂设备          **图 7.9**   冷冻溶脂设备

最终的结果显示，激光溶脂可以使脂肪减少、皮肤紧致，但住院的患者若有腹部脂肪组织过多的情况，单独去除脂肪则会使其留下皮肤松弛和不美观的外观。此外，难以治疗的区域，如肱骨区域、大腿内侧和下腹，可用激光溶脂技术替代单纯手术治疗以避免瘢痕的产生。

## 有创减脂

### 吸脂术

吸脂术仍然是最常用的美容整形手术之一，可由不同专业的从业者进行操作。虽然出现了一些更新的非侵入性治疗方法，且在一定程度上有效，但大多数非侵入性疗法必须重复进行治疗，才能获得最佳效果。与吸脂术相比，这延长了愈合时间和成本，而吸脂术作为一种单一的治疗方法更有优势。吸脂术已经非常普遍，以至于它经常被误解为饮食和运动的"快速替代"方案。虽然它的目标是消除脂肪的问题，但它不是常见减肥手段。技术的进步使得吸脂术可以在门诊局部麻醉下施行，从而使其受欢迎程度提升。与任何其他手术一样，完整的病史采集和身体检查对于选择恰当的适应证患者至关重要。减肥和增重的历史、怀孕史、曾做过的手术、基础的医疗条件、用药史、过敏史和吸烟习惯都必须详细记录。身体检查项目包括身高、体重指数、整体皮肤外观、妊娠纹、瘢痕和体质，以及身体比例。医患双方还必须讨论患者的期望与可获得的结果和残存畸形之间的关系，特别是对于腹部、臀部和手臂的塑形。

通常的要求包括使腹部更平坦、更美观。但是，必须谨慎操作避免过度治疗以免导致不正常和难看的轮廓问题。评估皮肤松弛程度可能会受到脂肪堆积皮肤折叠"游泳圈"、妊娠纹、先前手术瘢痕、怀孕、肌肉筋膜张力、脂肪营养不良（皮下和腹膜内）、疝气、不对称、体重增加/减少、皮肤色素沉着和遗传等因素的影响。负压动力辅助吸脂成形术将解决局部脂肪堆积的问题，但对皮肤紧致的影响较小，即使用动力辅助吸脂术去除脂肪，可能也会加剧皮肤松弛的程度。吸脂不能解决肌筋膜松弛或腹直肌舒张松弛的问题，这类问题需要通过外科腹壁成形术来解决。

腹部塑形治疗中，应该标记出脂肪代谢不良的上、下边界以及任何左右不对称的区域。术前拍摄照片是必不可少的。首选可隐蔽的切口，通常在耻骨下部、腹股沟区域，以及脐周。肿胀麻醉后，选择合适大小的吸脂针，以防止腹部轮廓不规则、吸脂过多或不足。术后穿塑身衣，良好的后期护理是保证效果的关键。

虽然常有患者要求通过脂肪移植来增大臀部，但也有些患者要求将臀部缩小，可以通过谨慎地吸脂来实现这一目的。通常，深吸是为了避免轮廓不规则、形成肿块、凹陷和出现皮肤问题，同时可保持臀部有正常体积和形状。过度抽吸会导致臀部扁平和皮肤松弛。如果严重，可能需要进行手术来提升。

对有适应证的患者可通过吸脂术来进行手臂塑形（通常是针对肱三头肌区域），这样可以避免进行肱骨成形术后出现大的瘢痕。必须评估每个患者的皮肤完整性、松弛度、不对称性、肌肉完整性、与前臂和后腋组织过多情况或"蝙蝠翼"的关系。必须谨慎使用吸脂术，以避免侵入性治疗导致手臂轮廓异常。上臂为圆锥形，近端较大。过度治疗容易导致形状扭曲，在美学上是令人无法接受的。通常肱三头肌或手臂的后方是治疗目标。除非在特殊情况下，应避免在手臂前方和三角区操作，并要使用先进的操作技术。常见的并发症有上臂中部变得过窄、在腋窝和肘部区域张开。通常，不需要切除前臂皮肤，但吸脂时要注意，要使上臂到肘部可以更平滑地过渡到前臂近端。然而，远端肱三头肌区域可能难以塑形，这使得手臂的非侵入性治疗相当困难。

## 超声引导下的吸脂术

超声的加入使得吸脂无论在可以治疗的区域还是在获得的效果上得到了极大的改善。使用威塑（Vaser）（Solta Medical, Inc., Hayward, USA）的第三代超声设备可在乳化脂肪的同时更温和地去除脂肪，同时紧致皮肤。它使用可调整的能量仪器和手柄探头来治疗身体的不同区域。以与传统吸脂术相同的方式进行评估和手术操作，在麻醉后和手术前对脂肪进行威塑（Vaser）治疗。可以在局部麻醉下进行，创伤较小，治疗区域愈合较快。

当威塑（Vaser）用于腹部时，超声波可以更容易地治疗较大的脂肪代谢不良区域，能得到很好的效果。皮肤下产生的热量导致胶原蛋白增生和皮肤紧致，这样患者不需进行腹壁成形术。因为对组织的损伤很小，威塑（Vaser）治疗后愈合得更快。先进的技术允许在身体塑形中进行细化。与上一节介绍的传统吸脂术相比，这个疗法更有优势。

臀部可以通过使用威塑（Vaser）进行深层脂肪处理而缩小，这也会导致皮肤紧致。操作中应尽量避免轮廓的不规则性。威塑（Vaser）治疗对躯干上厚的纤维化区域也是有效的。

大多患者的手臂可以通过应用威塑（Vaser）治疗使皮肤紧致，同时也避免了切除皮肤。正如上一节所介绍的，选择正确的患者是至关重要的。一个顽固的脂肪代谢不良区域对饮食和运动疗法都不会有很好的反应。保持上臂的美学轮廓很重要，因为它与前臂有完美的衔接。侵入性的过度治疗会导致令人不快的结果。除非身体塑形已完善，否则应该对三头肌或上臂后侧进行治疗，不再对上臂前部和三角肌区治疗。超声辅助吸脂术增加了适合患者的范围、扩大了可治疗的区域、改善了预后、缩短了恢复时间。

## 无创减脂

### 光纤激光

光纤激光可用于皮肤紧致和脂肪去除。光纤激光用于溶解破坏脂肪，而创伤愈合反应刺激细胞外基质重塑。这两个作用同时发生。沿着真皮层以47℃的热量刺激成纤维细胞。脂肪溶解发生在较深的层次，直到光纤穿插出现明显的阻力丧失。使用光纤激光设备Thermaguide（Cynosure, Westoford, USA）可以进行温度监测，因为保持深层处于安全的温度中非常重要，可防止发生脂肪坏死和浆液囊肿。

### 冷冻溶脂法

冷冻溶脂法是一种较新的技术，即利用局部冷却技术提取脂肪细胞中的热量，能可控地、自然地和选择性地减少脂肪（图7.9）。脂肪细胞暴露于较低温度（−7℃～−1℃）后在72h内发生炎症反应，在14天达到高峰。在14～30天之间，脂肪细胞开始被吞噬。到了60～90天，炎症反应减少，脂肪细胞体积减少，同时小叶间隔增厚。这样可以大约90天为一个周期选择性地导致皮下脂肪减少。尽管有效，但冷冻溶脂并不是大容量吸脂的合适替代方法，因为传统的吸脂术可以去除更多的脂肪组织，而冷冻溶脂不能在一次治疗中大量地去除脂肪组织。临床研究表明，冷冻溶脂可以有效地减少下腹部和上腹部、大腿内侧和外侧、侧翼区域和背部的脂肪。在疗效方面，临床案例研究报道，治疗后脂肪减少的效果可以保持2～5年。患者的满意率超过80%，超过80%的患者愿意向朋友推荐这种疗法。

### 激光

用于非手术减少脂肪的最新激光设备是由1060nm激光组成的4个5cm$^2$的点阵设备，在冷却皮肤的同时将激光能量传递给皮下的脂肪（图7.10）。点阵区域是完全可调节的，以满足不同的身体轮廓塑形要求（图7.11）。治疗需要25min才能覆盖100cm$^2$的面积，建议联合使用其他治疗方法以获得最佳效果。初步研究表明，患者的舒适度很高、满意率为93%。该设备以SculpSure激光塑身仪（Cynosure, Westford, USA）的名称在市场上销售（图7.12）。

## 射频

正如本章前面提到的，射频能量传递到皮肤的两种基本途径是单极和双极。最近的一种设备——Thermi250（Thermi, Irving TX, USA），允许单极和双极经皮传递射频能量。该设备配有不同大小的电极探头，可有针对性地传递能量。该设备的单极电极本质上是电容，它们通过极化有源电极和地之间的分子来将目标组织作为介质材料。该设备的双极电极本质上是电阻，类似于市场上大多数射频设备，能够聚焦于最浅层的组织。对射频能量的温度控制适合加热表皮和真皮，同时可增强局部循环，缓解疼痛和肌肉痉挛，并减少脂肪团。每一区域每1～2周完成1个疗程4～6次治疗，可获得最佳效果。

## 注射溶脂

长期以来，患者和从业者都在寻找一种非手术的、可靠的和持久的减少脂肪的方法。皮下脂肪减少的最新方法是注射溶脂。理想情况下一次注射即可达到明显效果，注射中及注射后很少或不产生疼痛，仅有轻微或没有瘀青或肿胀，并且不需要进行术后护理，例如包扎或压迫。

## 胆酸

众所周知的一种注射溶脂方法是通过美塑疗法来注射。1952年，法国的米歇尔·皮斯托尔（Michel Pistor）博士提出了美塑疗法，他声称美塑疗法可以有效地治疗多种不同疾病。通常，美塑疗法是将各种植物提取物、维生素或药物的组合在一起注射到皮下组织中。关于这些注射剂的精确成分的记录很少，而且不同医生之间使用的注射剂都有所不同。尽管如此，1987年法国卫生部仍将美塑疗法纳入合法的传统医学治疗项目。它在欧洲和南美洲很受欢迎，并且美塑疗法学会声称全世界大约有18 000名医生在使用这种疗法，主要是用于减肥。在用于减脂时，可注射不同比例的甲状腺激素、氨茶碱、异丙肾上腺素和己酮可可碱，但主要成分是磷脂酰胆碱。医学界对于美塑疗法中使

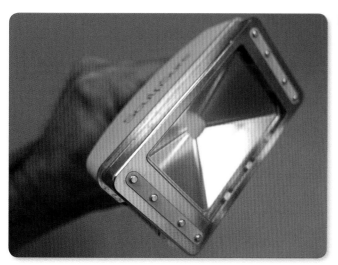

**图7.10** SculpSure1060nm 激光设备的减脂手柄

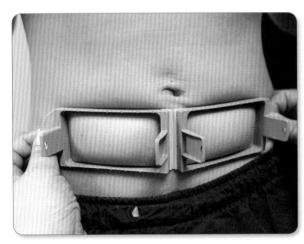

**图7.11** 定位框架展示

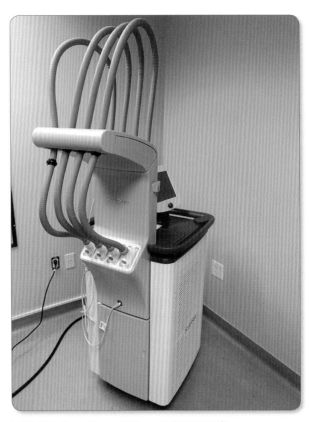

**图7.12** SculpSure1060nm 无创激光设备

用磷脂酰胆碱尚无统一意见，2003年，巴西国家卫生局禁止将磷脂酰胆碱用于减肥。

　　尽管在美国有学者发表了许多学术论文质疑这组化学物质的有效性和安全性，但一种名为脱氧胆酸的磷脂酰胆碱赋形剂现在以凯贝拉（Kybella）的商品名上市，并已被FDA批准用于减少颏下脂肪。过去的一项研究表明，两种胆碱衍生物具有相同的减少脂肪体积的能力。最近通过在多中心进行的多次和每月注射完成的临床试验显示，患者满意率达到70%。凯贝拉（Kybella）用于减少颏下脂肪时，使用剂量为$2mg/cm^2$。患者最多可接受50点位注射，每点0.2mL（总计10mL），点位间隔1cm。每次治疗间隔不少于1个月，1个疗程最多可进行6次治疗。因此，这是一个多疗程、多点注射的疗法。后遗症和并发症包括下颌边缘神经损伤（不需要处理，可恢复）、吞咽困难（不需要处理，可恢复）、注射部位血肿/瘀青（在临床试验中，接受凯贝拉治疗的患者中有72%出现注射部位瘀青）。

**胶原酶**

　　梭菌胶原酶是一种高效率的锌金属蛋白酶，其分子量约为115kDa，通过特有的胶原氨基酸模式，将大多数类型的胶原降解为小分子寡肽的混合物。根据其序列同源性、活性等分为两类。Ⅰ类胶原酶在胶原的三螺旋结构域末端附近开始水解，表现出高的胶原蛋白水解活性和低肽水解活性；Ⅱ

类胶原酶在底物的内部开始裂解，表现出低胶原蛋白水解活性和高肽水解活性。Ⅰ类胶原酶是936个氨基酸组成的多肽，Ⅱ类胶原酶是1021个氨基酸组成的多肽。

溶组织梭菌胶原酶（CCH）可由两种胶原酶组成的冻干产品按1∶1的质量比配比而成，可用Ⅰ型胶原、梭菌Ⅰ型胶原和胶原酶Ⅱ、梭菌Ⅱ型胶原酶进行配比。商用的产品由厌氧发酵制备并从中分离出来。这两种胶原酶在免疫上没有交叉反应，它们具有不同的特异性，并且它们协同作用，对胶原蛋白的水解活性非常强。

2010年2月，CCH被美国FDA批准用于治疗掌跖纤维瘤病（Dupuytren）患者的明显的束缚症，并以XIAFLEX的名称销售。它的安全性已在众多掌跖纤维瘤病（Dupuytren）的患者中得到证明。注射后的大多数不良事件是局部的，轻度的或中度的。在接受了多达3个治疗周期的佩罗尼病（Peyronie）的男性身上也观察到了类似的结果，该产品现在也通过了FDA的批准。由于CCH是一种外来蛋白，所有患者在治疗后都会出现抗体反应，但这些抗体并未被证明对药物的安全性或有效性产生不利影响。

12多年前，在测试从溶组织梭菌（Clostridium Hystolyticum）衍生的胶原酶对大鼠肠粘连的溶解效果时，作者观察到，在腹腔注射CCH几周后，大鼠已没有了正常的肠系膜和大网膜脂肪。这些具有挑战性的结果，可以在各种动物研究中复制，最终导致了治疗人类脂肪瘤的第一阶段临床试验的成功。使用CCH进行脂肪瘤非侵入性治疗的Ⅱa期临床试验（剂量升级研究）显示了非常有希望的结果，Ⅱb期是一组双盲安慰剂对照临床试验，在撰写本文时，它们正在两个中心进行。

溶组织梭菌胶原酶已经在世界各地零星地用于美学的脂解作用，并且这种药物在美国的使用已经显示出效果。一次注射CCH会导致皮下脂肪体积在6个月或更长时间内逐渐减少，这与作者治疗脂肪瘤的观察结果一致。虽然这种酶的机制在治疗掌跖纤维瘤病和派若尼氏症中是清楚的，但它还没有在皮下脂肪的溶解中使用起来。作者认为，脂肪瘤和皮下脂肪都可以通过简单的细胞解离来减少体积，胶原酶在体外使用已经有几十年了。

以作者的经验来看，只需要注射一次就可以获得显著的效果，注射时疼痛很轻，注射后几天只有中度瘀青和肿胀，即使有任何不适，也是轻微的。对人体应用溶组织梭菌胶原酶对皮下脂肪溶解做进一步研究显然是有必要的。

## 不良反应和常见并发症

虽然治疗通常是安全的，但任何一种手术都是有风险的，即使是微创的手术，以吸脂术为例：

· 需要征求患者的许可，并仔细评估病史，以及可能影响愈合的疾病，如糖尿病、恶性肿瘤、免疫抑制等。

- 应注意轮廓问题、畸形、愈合肿块问题、不均匀（图7.13）、残留区和不对称等状况发生。
- 注意出血史或血液学异常化验结果，以及治疗前7~10天避免使用非甾体抗炎药（NSAID）、中药或补药。
- 术后护理包括应用塑身衣加压，应用山金车油促进伤口愈合，大血肿可通过反复抽吸消除。
- 皮下血肿在肥胖、较大的腹部更常见，可以使用引流和压迫来消除。
- 严格遵守无菌操作，减少发生感染的概率。免疫功能低下和吸烟的患者，术后感染的风险会增加，因此建议术后预防性使用抗生素5天。应及时评估和治疗任何区域的红斑或肿胀。坏死性筋膜炎是一种严重而罕见的并发症，必须请外科医生清除并应用抗生素进行紧急治疗，以避免发生严重的后遗症或坏死。
- 利多卡因的毒副作用早期有口周刺痛、舌头麻木、头晕、恶心或呕吐等。血浆水平峰值可能发生在手术后12~18h，可通过治疗来解决。
- 发生脂肪栓塞时，脂肪滴进入血液循环，致命的概率很小。如果病情严重，可导致脂肪栓塞综合征，伴有呼吸困难、发热、心动过速和瘀斑皮疹，可通过治疗解决。
- 穿孔或套管穿透腹壁或胸部是很严重的并发症。因此必须小心操作，将套管保持在适当的平面上。内脏、血管或胸膜破裂时则需要紧急进行手术干预。
- 应注意避免发生使用激光超声引起的皮肤灼伤。吸烟者可能有更高的发病率。
- 暂时的不良反应包括不适当的包扎、患者不遵医嘱、出现肿块和血肿等。
- 脱水和形成深静脉血栓可能发生在治疗较长时间后，特别是对于有吸烟史、癌症、雌激素或血栓栓塞症病史的患者。这些病例可以通过围术期抗凝和术后早期活动来干预治疗。肺栓塞的症状包括心动过速、呼吸困难和胸膜炎胸痛。如有怀疑，应在检查之前开始治疗。
- 肺水肿可与心力衰竭一起发生。

## 结论

患者对安全性更高、侵入性更小的身体塑形手术的强烈需求是推动技术进步的动力源泉。工程师和医务人员应研发出符合患者需求的设备和进行技术改进，从而最大限度地实现相对的创伤小、恢复快、效果好的效果。随着项目的丰富多样化，未来身体塑形可能会将患者分成不同类别的适应证，有针对性地选择治疗方式。例如对于那些需要积极进行手术切除、吸脂的患者，可应用微创溶脂技术超声、射频、光能等辅助能量或美塑疗法，溶脂塑形的同时可刺激胶原收缩、重塑、增生，使得皮肤及皮下组织紧致富有弹性。

经证明安全而有效的微创和非侵入性身体塑形方法的前景是光明的。然而，明智的患者不会进行过度的治疗，所有治疗方法都不应该过度应用。目前，这些方法最理想的候选人是那些能接受轻

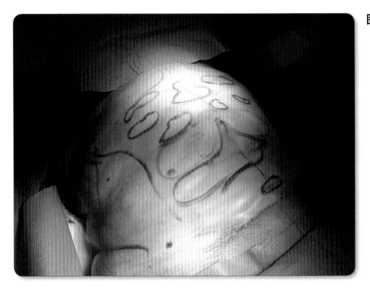

**图 7.13**  吸脂不均匀引起的并发症

度到中度改变效果的人。

通过这些技术与整形外科实践的结合，身体塑形的多方面疗法将大大提高患者和医生的满意度，并且毫无疑问的是，微创和非侵入性身体塑形方法拥有美好的未来。

## 参考文献

[1]  Afrooz PN, Pozner JN, DiBernardo BE. Noninvasive and minimally invasive techniques in body contouring. Clin Plast Surg 2014; 41:789–804.

[2]  Chopra K, Tadisina KK, Stevens WG. Cryolipolysis in aesthetic plastic surgery. Eplasty 2014; 14:ic29.

[3]  de Souza Pinto EB, Abdala PC, Maciel CM, et al. Liposuction and VASER. Clin Plast Surg 2006;33:107–115.

[4]  DiBernardo BE, Reyes J, Chen B. Evaluation of tissue thermal effects from 1064/1320-nm laserassisted lipolysis and its clinical implications. J Cosmet Laser Ther 2009; 11:62–69.

[5]  DiBernardo BE, Reyes J. Evaluation of skin tightening after laser-assisted liposuction. Aesthet Surg J 2009; 29:400–407.

[6]  Goldberg DJ. Editorial: non-invasive body contouring. J Cosmet Laser Ther 2014; 16:205.

[7]  Goldman A, Gotkin RH, Laser-assisted liposuction. Clin Plast Surg 2009; 36:241–253.

[8]  Hoyos AE, Millard JA. VASER-assisted high-definition liposculpture. Aesthet Surg J 2007; 27:594–604.

[9]  Jewell ML, Fodor PB, de Souza Pinto EB, Al Shammari MA. Clinical application of VASER – assisted lipoplasty: a pilot clinical study. Aesthet Surg J 2002; 22:131–146.

[10]  Key DJ. Comprehensive thermoregulation for the purpose of skin tightening using a novel radiofrequency treatment device: a preliminary report. J Drugs Dermatol 2014; 13:185–189.

[11]  Krueger N, Mai SV, Luebberding S, Sadick NS. Cryolipolysis for noninvasive body contouring: clinical efficacy and patient satisfaction. Clin Cosmet Investig Dermatol 2014; 7:201–205.

[12]  Krueger N, Sadick NS. New-generation radiofrequency technology. Cutis 2013; 91:39–46.

[13]  MacGregor JL, Tanzi EL, Microfocused ultrasound for skin tightening. Semin Cutan Med Surg 2013; 32:18–25.

[14]  Matarasso A, Levine SM. Evidence-based medicine: liposuction. Plast Reconstr Surg 2013; 132:1697–1705.

[15]  Matarasso A. Discussion: Liposuction of the arm concurrent with brachioplasty in the massive weight loss patient: is it safe? Plast Reconstr Surg 2013; 131:368–370.

[16]  Rotunda AM, Kolodney MS. Mesotherapy and phosphatidylcholine injections: historical clarification and review. Dermatol Surg 2006;32:465–480.

[17]  Rubin JP. Body contouring. Clin Plast Surg 2014; 41.

[18]  Sadick NS, Malerich SA, Nassar AH, Dorizas AS. Radiofrequency: an update on latest innovations. J Drugs Dermatol 2014; 13:1331–1335.

[19]  Sadick NS, Nassar AH, Dorizas AS, Alexiades-Armenakas M. Bipolar and multipolar radiofrequency. Dermatol Surg 2014; 40:S174–S179.

[20]  Salti G, Ghersetich I, Tantussi F, et al. Phosphatidylcholine and sodium deoxycholate in the treatment of localized fat: a doubleblind, randomized study. Dermatol Surg 2008;34:60–66.

[21]  Tonucci LB, Mourão DM, Ribeiro AQ, Bressan J. Noninvasive body contouring: biological and aesthetic effects of low-frequency, low-intensity ultrasound device. Aesthetic Plast Surg 2014;38:959–967.

# 第八章

# 脂肪管理

*Mark S.Nestor*，*Nicole Swenson*，*Angela Macri*

## 引言

橘皮组织是一种常见的皮肤症状，影响了多达80%的青春期后女性，对许多人来说这是一个美容问题。橘皮组织是指位于皮下的纤维间隔中的脂肪细胞类似于"橘子皮"或"床垫"，但它也可能出现在皮肤和皮下组织的凹陷区域（图8.1）。它通常在激素变化时期（即青春期、孕期和更年期）出现在女性的大腿或臀部。最早阿奎因（Alquin）和帕沃特（Pavot）在1920年介绍了脂肪团，最初脂肪团被认为是"与脂肪含量增加相关的间质水肿"。经过多年的研究，目前人们已知脂肪团的产生是一个复杂的过程，受多种因素的影响。这些因素包括纤维间隔的遗传差异、代谢和激素差异、组织血管差异、炎症和体重增加或体重减轻。本章介绍了治疗脂肪团的各种方法，包括局部处理、口服药物，以及应用光、激光、射频（RF）、超声波、高强度聚焦超声和其他方式。

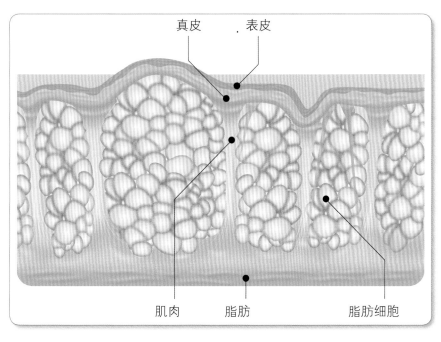

**图 8.1** 橘皮组织：脂肪细胞被包裹在位于真皮下的纤维隔膜中

## 局部处理

大多数治疗橘皮组织的局部化合物缺乏有关短期或长期疗效的科学研究数据。用于治疗橘皮组织的外用制剂包括甲基黄嘌呤类药物、维A酸和中药制剂，涂抹后要用力按摩。氨茶碱和维A酸是两种已经被更广泛应用于局部治疗的药物成分。当使用任何外用药物时，重要的是确保它可以到达目标组织，并且具有产生效果的适当浓度。

用于治疗橘皮组织的常见甲基黄嘌呤类药物包括氨茶碱、茶碱和咖啡因。甲基黄嘌呤通过抑制磷酸二酯酶来刺激脂肪分解，从而增加环磷酸腺苷的浓度。氨茶碱也刺激 β 2肾上腺素受体，导致局部脂肪分解，然而在股骨区的大多数受体是 α 肾上腺素受体。局部使用甲基黄嘌呤治疗橘皮组织的研究报告显示出了喜忧参半的治疗结果。爱波斯坦（Epstein）等在局部应用氨茶碱8周后发现，在外观、腹围、大腿周长或皮肤褶皱测量方面没有显著的数据变化。比雷斯-德·坎波斯（Pires-de Campos）在一项研究中指出，局部应用咖啡因后未发现咖啡因有效，但是卢皮（Lupi）等的另一项研究显示，在受试者中将7%的咖啡因溶液应用于橘皮组织后，超过80%的病例大腿周长显著减少，67.7%的病例臀部周长减少。

维A酸通过增加真皮厚度、增加血管生成、合成新的结缔组织成分以及增加活性成纤维细胞的数量来减少橘皮组织。维A酸也可抑制前脂肪细胞转化为成熟脂肪细胞，并激活UCP-1的转录，UCP-1是棕色脂肪线粒体中的一种解偶联蛋白。在一项对66名女性进行的研究中，与安慰剂组相比，外用0.3%维A酸6个月后发现有统计学意义上的临床改善。维A酸还增加了流向该区域的血流量，增加了真皮厚度。另一项研究表明，使用6个月的维A酸可使皮肤弹性增加10.7%、黏度降低15.8%。在真皮和皮下纤维束中，因子ⅩⅢA+树突细胞的数量增加了2~5倍。这些变化增强了真皮胶原结构、真皮表皮蛋白质、锚定和弹性纤维，导致橘皮组织减少。贝尔廷（Bertin）等进行了一项研究，将维A酸、咖啡因和尖头红菌（一种植物提取物）组合在一起外用，并与安慰剂组进行了比较。结果显示，在使用这种组合产品的患者中，橘皮组织减少，微循环也增强了。

各种植物提取物在治疗脂肪团时可改善微循环和淋巴循环，尽管关于临床疗效的数据非常有限。这类植物包括墨角藻、金雀花、银杏、常春藤、草木樨、马栗、毛喉素、莲藕、木瓜、菠萝、洋蓟、马鞭草、绿茶、柠檬、螺母、茴香、海藻、薏苡仁和草莓。

一项研究调查了一种含有咖啡因、维A酸、毛喉素、莲藕、肉碱和马鞭草的乳膏。毛喉素，一种从印度植物的根中分离出来的二萜，通过腺苷酸环化酶激活对激素敏感的脂肪酶来激活cAMP的合成，从而导致脂肪分解。莲藕，一种在亚洲常见的药用植物，在人类前脂肪细胞中具有抗脂肪生成的作用，以及减肥和抗氧化作用。肉碱是线粒体中脂质分解产生代谢能量所必需的物质。在这项研究中，有44名女性使用外用混合药物，每天2次，持续使用3个月。结果表明，与安慰剂组相比，治疗组得到81%的改善。皮肤的质地、橘皮外观和顽固的脂肪团都得到了显著的改善。拉奥（Rao）

等对40名患有脂肪团的女性进行了研究。他们使用含有黑胡椒、甜橙皮、生姜根提取物、肉桂提取物、辣椒素、绿茶和咖啡因的乳膏，用氯丁橡胶短裤封闭4周。62%的患者注意到治疗后腿部的脂肪团得到改善，大腿周长减少了1.9cm。其他研究也支持使用植物提取物来治疗脂肪团的方法，但需要更高质量和更大样本量的研究来证实。

## 口服药

商品名为Cellasene的药物（MedesteaInternazionale, Torino, Italy）是在全球销售的治疗脂肪团的口服药物。它含有银杏、草木樨、海藻、葡萄籽油、卵磷脂和月见草油。研究者在2个月内，完成了一项对24名女性的对照研究，以确定Cellasene对脂肪团、体重、脂肪含量和大腿围或臀围是否有作用。研究没有发现有显著变化，许多女性的体重实际上增加了（译者加晓东注：网搜发现，Cellasene是美国的一家公司推销的产品，涉及虚假效果宣传）。积雪草是一种来自亚洲的药用植物，数百年来一直用于治疗伤口、瘢痕和其他皮肤疾病。人们认为，它可促进结缔组织细胞的正常新陈代谢，具有抗炎利湿，以及通过调节微循环来改善脂肪团的作用。服用60mg积雪草提取物，每天口服1次，连续服用90天，可明显缩小脂肪细胞的直径，尤其对大腿围的改善有效。

## 美塑疗法

美塑疗法包括向皮内或皮下注射混合物，注射混合物包括传统的植物提取物、药物、维生素和其他生物活性物质，以治疗各种脂肪问题，包括橘皮组织。世界上有许多用于治疗橘皮组织的化合物组合，这使得评估和比较疗效的研究非常困难。化合物包括左旋肉碱、氨茶碱、玻尿酸酶、胶原酶、羟基乙酸、维A酸、多种维生素（A、D、E、K）、微量元素（微量的锌、铜、硒、铬和锰）、以及乙酰胆碱类似物二甲氨基乙醇（DMAE）。美塑疗法的优点包括可迅速和直接将药物输送到靶区，具有最小的侵袭性和最轻的疼痛。可能需要多达10次或以上的疗程来观察效果。注射溶脂详细介绍了通过注射分解甘油三酯化合物的过程，例如β受体激动剂（异丙肾上腺素）、α2拮抗剂（育亨宾）和磷酸二酯酶抑制剂（氨茶碱）。注射含大豆卵磷脂提取物（磷脂酰胆碱、激活环磷酸酯和β肾上腺素能受体）的胆盐洗脱剂（脱氧胆酸盐），可溶解细胞膜，诱导组织坏死和炎症发生，并获得永久性的体积减小效果。一种新的脱氧胆酸注射液，名为脱氧胆酸已被FDA批准用于改善成人中度至重度下颌凸起或与颏下脂肪相关的饱满外观，但尚未有将其用于治疗脂肪团的研究数据。卡鲁索（Caruso）等进行了一项使用异丙肾上腺素、氨茶碱、育亨宾和草木樨（一种甜三叶草提取物）进行美塑疗法的研究。他们发现这些化合物单独使用时可刺激脂肪分解，联合使用时脂肪分解作用明显增强。他们还发现利多卡因具有抗脂肪分解的作用，因此不应用于美塑疗法的注射液中。由于缺乏可用于这些治疗的方案，以及出现诸如水肿、皮下结节、感染、荨麻疹反应和不规则皮肤轮廓等不良反应的风险，医生们不再用这种方法来治疗橘皮组织。

## 溶组织梭菌胶原酶

溶组织梭菌胶原酶注射有FDA批准的适应证，除了可治疗橘皮组织外，还可治疗杜普伊特伦挛缩症（Dupuytren）和佩罗尼病（Peyronie）。它目前在美国作为胶原酶在使用，并起到破坏 I 型胶原蛋白和 III 型胶原蛋白的作用， I 型胶原蛋白和 III 型胶原蛋白是在脐带中发现的主要胶原蛋白。使用胶原酶注射治疗脂肪团的两项临床试验已经完成，但结果尚未公布。2006年，亚历山大·达古姆（Alexander Dagum）博士在美国整形外科医生协会的一份报告显示，应用溶组织梭菌胶原酶后注射区域的橘皮组织外观显著减少，橘皮组织面积在治疗后1天减少了77%，在治疗后6个月减少了76%。

## 脂肪团分解设备

脂肪团分解设备Endermologie是一种获得FDA批准的用于治疗橘皮组织的设备，它使用按摩/抽吸技术来改善循环和促进皮下脂肪代谢。深层的机械按摩可导致脂肪细胞分解，产生纵向胶原带，角质形成细胞增殖，形成较厚的表皮。脂肪细胞的拉伸抑制其分化。虽然有一些早期的研究表明此设备可改善橘皮组织，但更有信服力的研究表明此设备治疗结果喜忧参半。在一项双盲、随机、对照试验中，52名女性接受了超过12周的治疗，每天使用2次氨茶碱乳膏，每周2次使用脂肪团分解设备进行治疗，通过超声评估发现，患者的腿部、身体质量指数（BMI）或大腿脂肪深度的测量没有发现显著的数据变化。在另一项研究中，118名女性接受了至少15次每周2次的治疗，进行了身体8个部位的围度周长测量，以及体重和体脂百分比的测量。结果显示，99%的患者腰围测量尺寸明显减少〔平均减少（2.9 ± 1.6cm）〕，87%的人体重减轻，93%的人身体脂肪含量减少，69%的患者有很高的满意度。另一项研究仅记录7次治疗后的身体周长是否减少。一项研究报道，只有15%的患者在应用脂肪团分解设备后改善了橘皮组织的外观。任何效果的时效都是有争议的，但一般说来，这种设备可暂时改善橘皮组织的外观。

## 射频

射频可治疗橘皮组织，通过加热皮下组织，使胶原纤维收缩。目前市场上有几种射频设备，但并不是所有的临床试验都显示射频在减少脂肪团方面有效。强射频系统（Alma Lasers，Israel）利用单极深层射频靶向橘皮组织。一项研究评估了臀部或大腿橘皮组织接受治疗的患者。每隔2周进行2

次治疗，并拍摄超声图像以客观地测量皮下脂肪团的密度。在2次治疗完成后，超过一半的患者的组织密度增加，角质层到筋膜层的距离在一定程度上减少。虽然在这项研究中没有对临床疗效进行评估，但大多数患者对治疗结果满意。

　　另一种用于治疗脂肪团的射频设备是维拉塑身仪（Velashape）（Syneron Medical，Israel），它将红外线、双极性射频和皮肤的机械操作与吸引和按摩相结合。这些方法可以增加循环，刺激脂肪细胞的新陈代谢，并拉伸脂肪团中的纤维索。在沙迪克（Sadick）报道的一项研究中，对20名患者一条大腿上的橘皮组织区域进行了12次维拉塑身仪（Velashape）治疗，而将另一条腿作为对照。每周治疗2次，共治疗6周，根据患者的皮肤类型和治疗的解剖位置，能量设置是不同的。结果发现，超过一半的患者治疗后大腿周长减少，并且大多数患者橘皮组织外观整体得到改善（图8.2）。与之类似，维拉塑身仪（Vastishape）（Syneron Medical，Israel）是一种无创的红外线结合射频设备，可用于改善橘皮组织的整体外观。

　　其他通过FDA批准的非侵入性治疗脂肪团的设备包括：爱丽丝超频刀Exilis Elite（BTL Aesthetics，UK），它是一种单极RF设备；多级射频设备Venus Legacy（Venus Concept, Ontario, Canada），它是一种具有脉冲磁场的多极RF设备；相控3DEEP微针射频（EndyMed, Caesarea, Israel）；以及多发生器RF设备和称为热玛吉TC（Solta Medical Inc., Hayward, USA）的新型单极RF设备（图8.3~图8.5）。

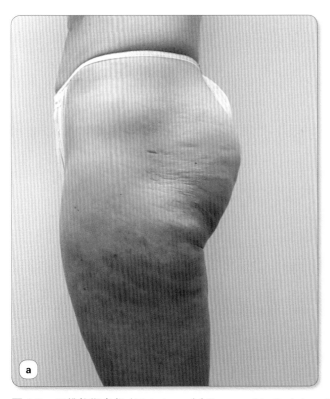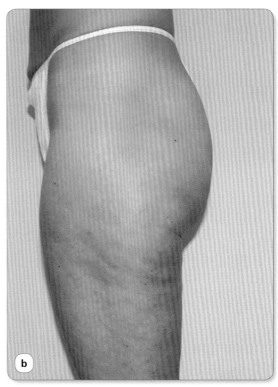

**图8.2**　用维拉塑身仪（Velashape）（Syneron Medical, Israel）治疗橘皮组织。（a）治疗前。（b）5个疗程治疗5个月后

## 声波疗法

两种已知的治疗橘皮组织的超声冲击波疗法是体外超声冲击波疗法（ESWT）和径向超声冲击波疗法（RSWT），统称为声波疗法（AWT）。聚焦ESWT和RSWT都是声压波，历史上用于治疗肌肉骨骼疾病和肾结石。

其作用机制包括通过增加新生血管来改善微循环，增加胶原蛋白和弹性纤维来恢复真皮和皮肤弹性，促进脂肪组织的凋亡，以及改善淋巴循环。AWT大约需要进行7次治疗，是非侵入性的，并且不需要表面麻醉。副作用包括轻微的疼痛和轻微的皮肤发红。关于其有效性的报道并不一致。俄罗斯人威尔夫林斯德尔（Wilflingseder）等用名为D-Actor 200（Storz Medical AG，Tägerwilen，Switzerland）的放射波设备治疗17名患者，每周1次，共治疗8次。他们发现凹陷的数量和深度、皮肤的硬度和质地以及大腿周长的减少方面都有显著的改善。另一项使用相同设备的研究在4周内对25

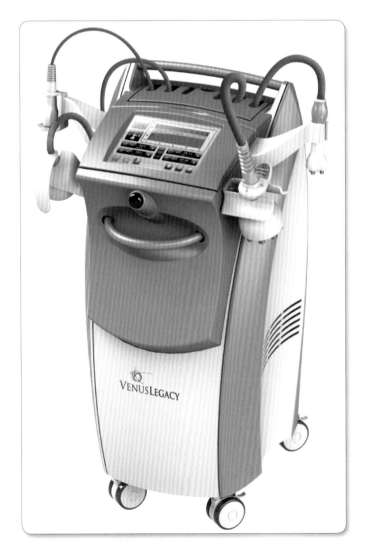

**图 8.3** Venus Legacy 多级射频设备（Venus Concept，Ontario，Canada）

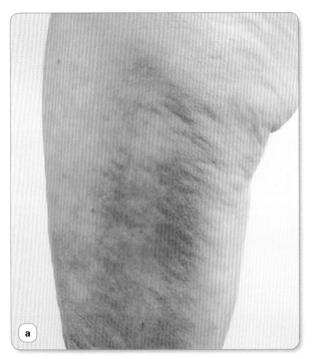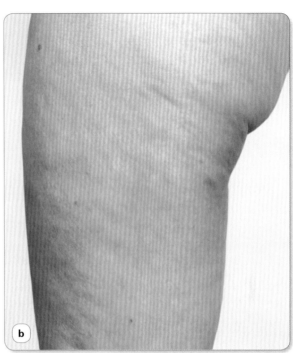

**图 8.4**　用 Venus Legacy 治疗。(a) 治疗前。(b) 5 次治疗 3 个月后

**图 8.5**　用相控 3DEEP 微针射频 (Endymed, Cesarea, Israel) 治疗。(a) 治疗前。(b) 8 次治疗 3 个月后

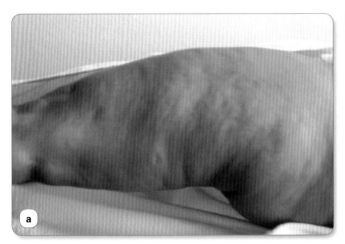

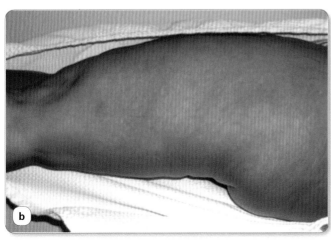

名女性进行了6次治疗。将3000个脉冲施加到大腿上10cm×15cm的区域。他们发现在凹陷、隆起、粗糙度和皮肤弹性方面的改善具有统计学意义。阿达托（Adatto）等使用Cellactor SC1（Storz Medical AG，Tägerwilen，Switzerland）进行治疗，它有2个手柄，发射聚焦波（C-Actor）和发射径向波（D-Actor）。他们在4周内对14名患者进行了8次治疗，2个手柄联合使用，发现皮下脂肪层和受试者大腿的平均周长显著减少。这些结果与纳萨尔（Nassar）等的另一项研究一致，在4周内使用聚焦波和发射径向波进行了8次治疗（图8.6）。另一项研究使用了瑞士的DolorClast设备（elector Medical Systems，SA，Nyon，Swizerland），并发现在评估脂肪团等级、BMI、体重、身高或年龄方面没有统计学意义。

## 聚焦超声

超声波可以作为一种能量来减少身体上不需要的脂肪。目前，热力塑（Liposonix）设备（Solta Medical, Hayward, CA）在减少腹部脂肪方面的研究数据显示了其有效性。聚焦超声能量通过手柄传递到皮下脂肪层，导致其热损伤和凝固性坏死。表皮不受影响，而脂肪细胞被破坏并逐渐被巨噬细胞去除。关于腹部脂肪，对于单一接受腹壁成形术治疗组的患者，在组织学上可观察到腹部脂肪坏死。使用热力塑（Liposonix）设备进行一次治疗后，平均周长减少4cm，超过70%的患者对该治疗感到满意。现在已经有关于使用聚焦超声成功治疗橘皮组织的报道，但迄今为止还没有临床试验结果发表。

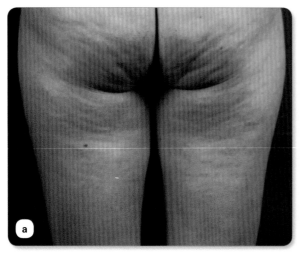 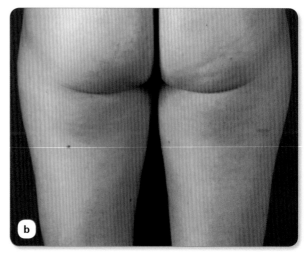

**图 8.6**　用 Cellactor SC1（Storz Medical AG, Tägerwilen, Switzerland）进行 AWT 治疗（8 次治疗，1500 脉冲、3000 脉冲）。（a）治疗前。（b）治疗 1 个月后

## 激光和光疗

塑形美肤仪（Triactive）（CynoSure, Westford, USA）是获得FDA批准使用的设备，它将低通量810二极管激光与利用吸力和按摩疗法对皮肤进行的机械操作相结合。在短期内可改善脂肪团的外观。16名连续接受12次治疗的患者报告发现，脂肪团的总体外观平均改善了21%，但这种效果在1个月的随访中并未持续。另一项研究比较了在一条腿上用Triactive并在另一条腿上用维拉塑身仪（Velashape）治疗的效果，两种治疗均每周进行2次，持续治疗6周，并在研究结束时显示出橘皮组织外观得到改善。并排比较照片，进行回顾分析发现，75%的经维拉塑身仪（Velashape）处理的腿部显示出改善，而Triactive治疗组的改善率为55%。

Cellulaze（CynoSure, Westford, USA）是一种侵入性最小的设备，它使用1440nm Nd：YAG激光器和侧面发射光纤将能量直接传输到橘皮组织区域。迪伯纳尔多（DiBernardo）等对接受单一治疗的57名患者进行了研究。在6个月的随访中，几乎所有患者都至少有1个百分点的改善。医生和患者都对脂肪团整体外观的改善感到满意（图8.7）。

ProLipo Plus（Sciton, Palo Alto, USA）结合1064nm和1319nm波长的激光，通过光纤将能量传递到脂肪组织中，引起脂肪分解。在局麻后，较大的光纤可用于治疗脂肪团区域，如腿部。萨尔兹曼（Salzman）报道了使用ProLiop Plus治疗36名患者的47个区域的情况，并表明皮下测量的温度可安全有效地溶解额脂肪。塞卢斯穆斯（Cellusmooth）（Sciton，Palo Alto，USA）是一种类似的设备，只有1319nm波长激光用于分解脂肪，可用于身体塑形和减少橘皮组织。

强脉冲光（IPL）也可改善橘皮组织的外观。众所周知，IPL可以刺激生成胶原蛋白并增加真皮厚度，这可能会导致患者的整体皮肤质地更接近男性皮肤。在一项研究中，在20名患者身上进行了IPL治疗，分为添加和未添加维A酸乳膏两组。在一系列治疗后，一些患者有效，最显著的改善出现在联合使用维A酸乳膏的IPL组患者中。到目前为止，文献中还没有关于IPL和脂肪团的其他临床试验

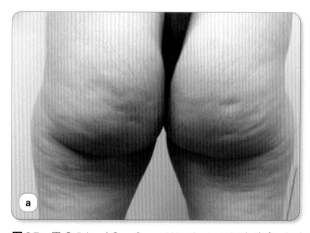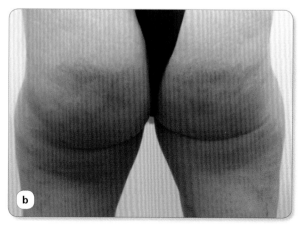

**图8.7**　用 Cellulaze（CynoSure，Westford，USA）治疗。（a）治疗前。（b）治疗后1个月

的报道。

除了通过光纤输送的激光溶解脂肪外，还可以直接使用激光源产生 热量来改善脂肪团的外观。SmoothShapes设备（Eleme Medical，Merrimack，USA）除了按摩功能外，还结合了650nm的激光和915nm的激光来加热脂肪。一项对20名患者进行的研究显示，在4周内每周治疗2次，大腿上橘皮组织区域的整体轮廓有所改善。维克特拉（Vectra）临床图像和计算机生成的分析也显示出脂肪团的改善。这种改善可以在治疗完成时以及最终治疗6个月后看到。

## 剥离

在过去的几十年中，人工剥离一直被用作治疗橘皮组织的一种成功方法。通常，用18G钝针来剥离纤维索从而释放脂肪团。治疗前，用利多卡因和血管收缩剂对该区域进行麻醉。然后，与皮肤平行，将钝针或其他手术设备插入皮下。然后用针扇形剥离解剖平面。治疗完成后，建议至少穿塑身衣1周，尽可能多穿一段时间，利于塑形。赫克斯塞尔（Hexsel）等报道了一项232名女性接受脂肪团剥离的情况。总体而言，凹凸的外观得到改善，患者对手术结果感到满意。主要副作用是皮肤不适、瘀青和含铁血黄素沉积。

一种新设备塞尔菲纳（Cellfina）系统（Ulthera Inc, AZ）被用于临床，该设备旨在持续释放与橘皮组织相关的较大凹陷的纤维组织，特别是对于臀部。塞尔菲纳（Cellfina）设备的操作方法与手术方法类似。对于传统的精密方法，释放的深度和特定区域通常是可变的，并且取决于患者，但塞尔菲纳（Cellfina）设备可以控制纤维索释放的深度和区域。在试验中，有100多名患者接受了该设备的

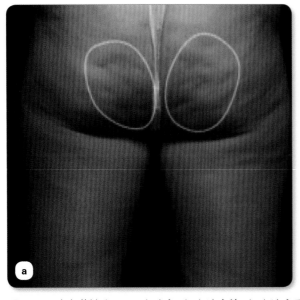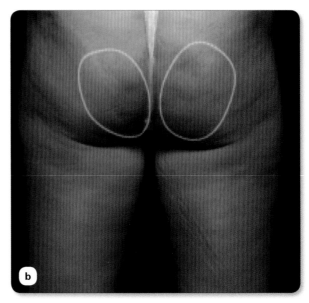

**图8.8** 用塞尔菲纳（Cellfina）治疗。（a）治疗前。（b）治疗后1年

治疗。在初始治疗3个月后，在0~5分的脂肪团外观分级量表上至少有2分的改善，1年后再次观察，所有患者在治疗3个月后和1年后橘皮组织的整体外观均有所改善，并且94%的患者在1年随访时对治疗结果感到满意或非常满意（图8.8）。

## 结论

对于脂肪团的局部治疗，有关于疗效的综合报道。患者通常需要多次治疗和长时间治疗才能收到效果。对于上面讨论的大多数方法和设备，需要进行更多的研究，并且还需要考虑副作用。一般来说，这些设备较局部治疗、口服药物、美塑疗法、胶原酶注射和内科学方法提供了更显著和更持久的效果。对于较深的、环形山一样的橘皮组织区域，精细的技术可以持续地显著改善外观。

## 参考文献

[1] Adatto MA, Adatto-Neilson R, Novak P, et al. Body shaping with acoustic wave therapy AWT(®) / EPAT(®): randomized, controlled study on 14 subjects. J Cosmet Laser Ther 2011; 13:291–296.
[2] Adcock D, Paulsen S, Jabour K, et al. Analysis of the effects of deep mechanical massage in the porcine model. Plast Reconstr Surg 2001;108:233–240.
[3] Alvarez R, Checa M, Brun S, et al. Both retinoic-acidreceptor- and retinoid-X-receptor-dependent signalling pathways mediate the induction of the brown-adipose-tissue-uncoupling-protein-1 gene by retinoids. Biochem J 2000; 345:91–97.
[4] Bertin C, Zunino H, Pittet JC, et al. A double-blind evaluation of the activity of an anti-cellulite product containing retinol, caffeine, and ruscogenine by a combination of several noninvasive methods. J Cosmet Sci 2001; 52:199–210.
[5] Boyce S, Pabby A, Chuchaltkaren P, et al. Clinical evaluation of a device for the treatment of cellulite: Triactive. Am J Cosmet Surg 2005;22:233–236.
[6] Buscaglia DA, Conte ET, McCain W, et al. The treatment of cellulite with methylxanthine and herbal extract based cream: an ultrasonographic analysis. Cosmet Dermatol 1996; 9:30–40.
[7] Caruso MK, Roberts AT, Bissoon L, et al. An evaluation of mesotherapy solutions for inducing lipolysis and treating cellulite. J Plast Reconstr Aesthet Surg 2008; 61:1321–1324.
[8] Chang P, Wiseman J, Jacoby T, et al. Noninvasive mechanical body contouring: (Endermologie) a one-year clinical outcome study update. Aesthetic Plast Surg 1998; 22:145–153.
[9] Christ C, Brenke R, Sattler G, et al. Improvement in skin elasticity in the treatment of cellulite and connective tissue weakness by means of extracorporeal pulse activation therapy. Aesthet Surg J 2008; 28:538–544.
[10] Collis N, Elliot LA, Sharpe C, Sharpe DT. Cellulite treatment: a myth or reality: a prospective randomized, controlled trial of two therapies, endermologie and aminophylline cream. Plast Reconstr Surg 1999; 104:1110–1114.
[11] DiBernardo B, Sasaki G, Katz BE, et al. A multicenter study for a single, three- step laser treatment for cellulite using a 1440-nm Nd:YAG laser, a novel side-firing fiber, and a temperature-sensing cannula. Aesthet Surg J 2013; 33:576–584.
[12] Dupont E, Journet M, Oula ML, et al. An integral topical gel for cellulite reduction: results from a double-blind, randomized, placebo-controlled evaluation of efficacy. Clin Cosmet Investig Dermatol 2014; 7:73–88.
[13] Emilia del Pino M, Rosado RH, Azuela A, et al. Effect of controlled volumetric tissue heating with radiofrequency on cellulite and the subcutaneous tissue of the buttocks and thighs. J Drugs Dermatol 2006; 5:714–722.
[14] Epstein E, Young VL, Schorr M, et al. Prospective and randomized determination of the efficacy of topical lipolytic agents. Aesthet Surg J 1997;17:304–307.
[15] Fatemi A. High-intensity focused ultrasound effectively reduces adipose tissue. Semin Cutan Med Surg 2009; 28:257–262.
[16] Fink JS, Mermelstein H, Thomas A, Trow R. Use of intense pulsed light and a retinyl-based cream as a potential treatment for cellulite: a pilot study. J Cosmet Dermatol 2006; 5:254–262.
[17] Gadsden E, Aguilar MT, Smoller BR, Jewell ML. Evaluation of a novel high-intensity focused ultrasound device for ablating subcutaneous adipose tissue for noninvasive body contouring: safety studies in human volunteers. Aesthet Surg J 2011; 31:401–410.
[18] Garcia E, Lacasa D, Agli B, et al. Antiadipogenic properties of retinol in primary cultured differentiating human adipocyte precursor cells. Int J Cosmet Sci 2000; 22:95–103.
[19] Greenway FL, Bray GA. Regional fat loss from the thigh in obese women after adrenergic modulation. Clin Ther 1987; 9:663–669.
[20] Güleç AT. Treatment of cellulite with LPG endermologie. Int J Dermatol 2009; 48:265–270.
[21] Hachem A, Borgoin JY. Étude anatomo – clinique des effets de l'extrait titré de centella asiatica dans la lipodystrophie localisée. La Méd

Prat 1979;12:17–21.

[22] Hexsel D, Orlandi C, Zechmeister do Prado D. Botanical extracts used in treatment of cellulite. Dermatol Surg 2005; 31:866–872.

[23] Hexsel DM, Mazzuco R. Subcision: a treatment for cellulite. Int J Dermatol 2000; 39:539–544.

[24] Khan MH, Victor F, Rao B, Sadick NS. Treatment of cellulite: Part I. Pathophysiology. J Am Acad Dermatol 2010a; 62:361–370.

[25] Khan MH, Victor F, Rao B, Sadick NS. Treatment of cellulite: Part II. Advances and controversies. J Am Acad Dermatol 2010b; 62:373–384.

[26] Kligman AM, Pagnoni A, Stoudemayer T. Topical retinol improves cellulite. J Dermatol Treat 1999; 10:119–125.

[27] Kulick MI. Evaluation of a noninvasive, dualwavelength laser-suction and massage device for the regional treatment of cellulite. Plast Reconstr Surg 2010; 125:1788–1796.

[28] Kutlubay Z, Songur A, Engin B, et al. An alternative treatment modality for cellulite: LPG endermologie. J Cosmet Laser Ther 2013;15:266–270.

[29] Leibaschoff G, Goldman M, Bacci PA, et al. Cellulite: Pathophysiology and Treatment, 1st edition. New York: Taylor & Francis, 2006.

[30] Lis-Balchin M. Parallel placebo-controlled clinical study of a mixture of herbs sold as a remedy for cellulite. Phytother Res 1999; 13:627–629.

[31] Luebberding S, Krueger N, Sadick NS. Cellulite: An evidence-based review. Am J Clin Dermatol 2015;16:245–256.

[32] Lupi O, Semenovitch IJ, Treu C, et al. Evaluation of the effects of caffeine in the microcirculation and edema on thighs and buttocks using the orthogonal polarization spectral imaging and clinical parameters. J Cosmet Dermatol 2007;6:102–107.

[33] Nassar AH, Dorizas AS, Shafai A, Sadick NS. A randomized, controlled clinical study to investigate the safety and efficacy of acoustic wave therapy in body contouring. Dermatol Surg 2015; 41:366–370.

[34] Nootheti PK, Magpantay A, Yosowitz G, et al. A single center, randomized, comparative, prospective clinical study to determine the efficacy of the VelaSmooth system versus the Triactive system for the treatment of cellulite. Lasers Surg Med 2006; 38:908–912.

[35] Pires-de-Campos MS, Leonardi GR, Chorilli M, et al. The effect of topical caffeine on the morphology of swine hypodermis as measured by ultrasound. J Cosmet Dermatol 2008; 7:232–237.

[36] Piérard-Franchimont C, Piérard GE, Henry F, et al. A randomized, placebo-controlled trial of topical retinol in the treatment of cellulite. Am J Clin Dermatol 2000; 1:369–374.

[37] Rao J, Gold MH, Goldman MP. A two-center, doubleblinded, randomized trial testing the tolerability and efficacy of a novel therapeutic agent for cellulite reduction. J Cosmet Dermatol 2005;4:93–102.

[38] Rawlings AV. Cellulite and its treatment. Int J Cosmet Sci 2006; 28:175–190.

[39] Rossi AB, Vergnanini AL. Cellulite: a review. J Eur Acad Dermatol Venereol 2000; 14:251–262.

[40] Roure R, Oddos T, Rossi A, et al. Evaluation of the efficacy of a topical cosmetic slimming product combining tetrahydroxypropyl ethylenediamine, caffeine, carnitine, forskolin and retinol, In vitro, ex vivo and in vivo studies. Int J Cosmet Sci 2011;33:519–526.

[41] Russe-Wilflingseder K, Russe E, Vester JC, et al. Placebo controlled, prospectively randomized, double-blinded study for the investigation of the effectiveness and safety of the acoustic wave therapy (AWT(®)) for cellulite treatment. J Cosmet Laser Ther 2013; 15:155–162.

[42] Sadick N, Magro C. A study evaluating the safety and efficacy of the VelaSmooth system in the treatment of cellulite. J Cosmet Laser Ther 2007;9:15–20.

[43] Salzman MJ.Laser lipolysis using a 1064/1319- nm blended wavelength laser and internal temperature monitoring. Semin Cutan Med Surg 2009; 28:220–225.

[44] Schlaudraff KU, Kiessling MC, Császár NB, Schmitz C. Predictability of the individual clinical outcome of extracorporeal shock wave therapy for cellulite.Clin Cosmet Investig Dermatol 2014;7:171–183.

[45] Sivagnanam G. Mesotherapy – The French connection. J Pharmacol Pharmacother 2010; 1:4–8.

[46] Starkweather KD, Lattuga S, Hurst LC, et al. Collagenase in the treatment of Dupuytren's disease: an in vitro study. J Hand Surg Am 1996;21:490–495.

[47] Triactive system for the treatment of cellulite. Lasers Surg Med 2006; 38:908–912.

# 第九章

# 下肢年轻化

*Kachiu C.Lee, Molly Wanner*

## 下肢年轻化

一些下肢年轻化的治疗方法，如硬化疗法可以产生极好的效果，而其他的治疗方法，如皮肤紧致效果较差。本章介绍了下肢老化的常见症状和治疗选择。

## 下肢老化的常见临床症状

下肢的老化经历了与身体其他部位类似的渐进性变化。生理因素，加上紫外线（UV）的照射和环境因素的损伤相结合，使下肢产生了特征性的变化。随着时间的推移，皮肤的支持结构发生变化，导致表皮和真皮变薄，从而出现松弛的外观。胶原蛋白和弹性蛋白变得稀疏或异常。具体地说，Ⅰ型胶原蛋白排列紊乱，导致成纤维细胞张力降低。这种张力降低导致成纤维细胞产生更少的胶原蛋白和更多的金属蛋白酶，最终导致皮肤变薄。此外，慢性紫外线损伤会导致腿部出现光老化现象，伴有点滴状斑驳的色素脱失临床表现。

### 局部肥胖

饮食和运动对局部脂肪增多或局部脂肪聚集有影响，但不太大。随着时间的推移，多余的脂肪组织倾向于在大腿外侧和内侧堆积。因男性和女性性别体质差异，脂肪沉积分布的区域有所差异。男性通常以腹部脂肪堆积为主，而女性倾向于在胯部、臀部和大腿脂肪堆积。成人肥胖表现为脂肪细胞体积增大，随着时间的推移，肥大的脂肪细胞撑满皮肤组织，皮下组织网状真皮腱膜系统受牵拉，形成"束带"或酒窝外观，导致"橘皮"样的脂肪团外观或导致弹力纤维断裂形成肥胖纹。

受橘皮组织影响的区域显示底层脂肪组织向网状真皮中挤压。在患有脂肪团的女性中，结缔组织松散地结合脂肪，脂肪细胞相互挤压。而在男性中，脂肪相对致密，但随着老龄皮肤松弛也会导致不规则轮廓或脂肪团的出现。脂肪团的外观变化可能与松弛有关。

## 静脉曲张

随着年龄的增长，腿部静脉曲张和网状静脉的突出逐渐严重。下肢的外周静脉系统既可以作为血液的储存库，也可以作为管道将血液返回到必要的结构。随着时间的推移，维持循环所需的阀门和泵（心脏）会老化，导致血液瘀积和腿部浅静脉曲张。瓣膜功能不全可导致下肢静脉系统衰竭。这种生理变化，加上表皮和真皮的变薄，导致腿部静脉的外观更加明显。其他因素，如遗传倾向、怀孕或补充雌激素等，也可影响下肢静脉曲张的发展。与深静脉系统相比，浅静脉系统保存的血液较少，因此浅静脉系统的破坏通常不会对循环系统产生全身不良影响。

## 治疗

下肢年轻化治疗需要采用多种方法。治疗针对表皮、真皮、皮下组织或静脉。下面的内容介绍了下肢每个区域的治疗和所选治疗的副作用，如表9.1所示。

### 表 9.1　美容治疗的副作用

| 射频 | 脂肪分解作用 |
| --- | --- |
| ・灼热感 | ・烧伤 |
| ・红斑 | ・瘀斑 |
| ・水肿 | ・水肿 |
| ・瘀斑 | ・感染 |
| ・脓包 | ・敏感 |
| ・二度烧伤 |  |
| ・结痂 |  |
| ・刺痛 |  |
| ・敏感 |  |
| **冷冻溶脂法** | **静脉内激光治疗** |
| ・瘀斑 | ・出血 |
| ・水肿 | ・挤压 |
| ・红斑 | ・不适 |
| ・不适 | ・深静脉血栓形成 |
| ・冻伤 | ・水肿 |
| ・疝气 | ・红斑 |
| ・麻痹/刺痛 | ・血肿 |

| 冷冻溶脂法 | 静脉内激光治疗 |
|---|---|
| ·脂肪增生 | ·色素沉着 |
| ·炎症后色素沉着 | ·感染 |
| ·刺痛/感觉异常 | ·淋巴囊肿 |
| ·皮下结节 | ·神经麻痹 |
| ·麻木 | ·麻痹/刺痛 |
| ·治疗区域划界 | ·疼痛 |
|  | ·表面血栓性静脉炎 |
| **超声波** | **硬化疗法** |
| ·水疱 | ·过敏 |
| ·水肿 | ·出血 |
| ·红斑 | ·栓塞 |
| ·瘀斑 | ·不适 |
| ·不适 | ·瘀斑 |
| ·麻痹/刺痛 | ·水肿 |
|  | ·深静脉血栓形成 |
|  | ·色素沉着 |
|  | ·局部缺血/坏死（由于动脉栓塞） |
|  | ·肺栓塞 |
|  | ·致盲/视力下降 |
|  | ·表面血栓性静脉炎 |
|  | ·毛细血管扩张 |
|  | ·溃疡 |
| 副作用是基于对文献的回顾，并不仅限于对下肢的研究 | |

## 表皮治疗

随着时间的推移，血管瘤、脂溢性角化病和雀斑可在下肢出现。所需的治疗取决于病变区域。血管瘤是用血管激光设备进行治疗，例如脉冲染料激光器或磷酸钛酸钾（KTP）激光器。使用调Q激光设备（如调Q翠绿宝石激光器或红宝石激光器）可以有效去除雀斑；也可以使用长脉冲激光设备，并且可能更适合于病变较深的皮肤。脂溢性角化病可以用激光、液氮和刮除术去除。下肢色素沉着过多和愈合时间延长的风险较高，特别是患下肢色素损害和脂溢性角化病时。

## 真皮治疗

### 皮肤紧致（非侵入式）

很少有高质量的研究总结皮肤紧致对下肢皮肤松弛的疗效。许多研究的样本量较小或存在其他偏差，因此很难判断这些治疗的效果。表9.2列出了几项关于下肢皮肤紧致的前瞻性研究结果。一种新的1060nm激光（SculpSure）可能有助于去除脂肪。目前还没有同行评议的研究结果发表。

有最多的研究证据支持射频用于紧致皮肤和减少大腿周长。许多相关研究报道：射频治疗后皮肤紧致围度可适当减小同时橘皮组织也有一定程度改善，在某些情况下，与基线相比，大腿周长也有统计学意义上的减少。然而，应该注意的是，大多数减少是适度的，减少范围为1~2cm。此外，所有这些研究都缺乏长期随访结果，使得这些改善是否持久尚不清楚。

### 表 9.2    研究下肢皮肤紧致的关键研究

| 作者 | 研究设计 | 方法 | 部位 | 评估 | 结论 |
|---|---|---|---|---|---|
| Goldberg等 | 20名女性；双盲随机对照研究 | 射频（Alma Accent）治疗2个月，然后随机应用外用药物（皮肤紧致浓缩剂），每日2次，共8周 | 大腿后部/臀部 | 由盲目审查员在12周时对照片进行评估，评估项目包括提升效果、肤色、亮度、硬度/紧度、皮肤质地、整体外观 | 与基线相比，射频治疗后所有区域都有改善；局部药物治疗的区域显示出更大程度的改善 |
| Emilia del Pino 等 | 26名女性患者；前瞻性对照 | 射频（Alma Accent）×2次（相隔15天） | 大腿/臀部 | 基线时、第1次和第2次治疗后以及第2次治疗后15天皮下组织的超声成像 | 68%的患者在超声检查上有一定程度的减少 |
| Sadick & Mulholland | 35名女性患者；前瞻性对照 | 射频（Velashape），每周2次，治疗8~16次 | 大腿/臀部 | 在基线和最后一次治疗后4周测量大腿内侧的周长，医生使用治疗前后的照片对最后治疗时皮肤平滑的改善程度进行评分。对3名患者进行了活组织检查 | 所有患者在8周时表现出一定程度的缩小和皮肤紧致；平均周长减少2cm |

续表

| 作者 | 研究设计 | 方法 | 部位 | 评估 | 结论 |
|---|---|---|---|---|---|
| Sadick & Magro | 16名患者；前瞻性对照 | 射频（Velashape），每周2次，连续6周，治疗1条大腿；对侧大腿不治疗 | 大腿 | 测量2条大腿的周长，由独立观察者和调查员进行目测 | 72%的人大腿周长有所减少；大腿下部和大腿上部平均减少0.44cm和0.53cm；所有患者的皮肤松弛和脂肪团有视觉改善 |
| Manuskiatti | 39名患者；前瞻性对照 | 射频（Tripollar），每周1次，连续8周 | 腹部、大腿、臀部、手臂 | 通过照片评估，测量体重、周长、皮下组织厚度、基线时的皮肤弹性，治疗后即刻和4周后，在4分位制分级表上医生评估改善评分 | 大腿周长平均减少1.7cm；在最终治疗后4周，4分位数评分显示，脂肪团改善约50% |
| Goldberg 等 | 30名患者；前瞻性对照 | 单极射频，每隔1周，共治疗6次 | 大腿上部 | 基线和治疗后6个月，通过照片、临床测量、活组织检查、磁共振成像和血脂检查进行评估 | 临床改善90%，平均腿围2.45cm，组织学显示真皮上部纤维化；无MRI或脂质异常 |
| Alster & Tanzi | 20名女性；前瞻性对照 | 组合式双极射频、红外线和机械吸引按摩仪；对侧腿部作为对照不治疗 | 大腿/臀部 | 通过照片评估，测量基线时、每次治疗前以及最终治疗后1个月、3个月和6个月时的腿部周长 | 临床总体改善90%，临床照片显示平均改善50%；治疗侧大腿周长减少0.8 cm |

## 皮下组织的治疗：非侵入性脂肪分解治疗

下肢塑形通常涉及使用能量设备进行非侵入性脂肪分解治疗。冷冻溶脂、超声波、声波疗法（AWT）和低水平光疗法是用于非侵入性分解脂肪的常用方法。总体而言，这些去脂方法更多地用于腹腰部，很少有研究检查它们在下肢中的应用情况。这些治疗方法使用非侵入性技术来改善脂肪与皮下组织相关的不规则分布，可达到比化妆品修饰后更具吸引力的效果。

## 冷冻溶脂

冷冻溶脂是指通过暴露在寒冷中诱导皮下脂肪发生局部炎症反应。甘油凝胶贴膜保护并预防表皮和真皮冻伤。对于下肢，需要使用一个特定的机头手柄（图9.1）。一般需要多次治疗，几个月后才能看到改善效果。最佳适应证是局部有大量脂肪的患者。

大腿和下肢冷冻溶脂的应用直到最近才被报道。2013年，史蒂文斯（Stevens）等分别报道了111例和87例大腿内侧和外侧冷冻溶脂术的回顾性图表分析。研究表明，虽然没有发生不良反应，但也未有疗效显示。随后，少数前瞻性对照研究发现，大多数患者达到了一定程度的脂肪减少，患者满意度良好（表9.3）。在专门调查大腿冷冻溶脂的少数研究中，超声测量的脂肪层厚度减少了0.26～0.33cm。

在所有研究中，超过80%的患者感到满意，并会向朋友推荐该疗法。医生评估治疗前后的照片时也能够正确识别超过87%的患者治疗后的照片。副作用很小，患者叙述治疗过程中有轻微的不适。尽管这些治疗是有效果的，但专门研究大腿冷冻溶脂术应用的研究数量有限，很难得出明确的结论。

常见的副作用包括不适、红斑、水肿、瘀伤、麻木/刺痛，多随着时间的推移而减弱。腹部治疗

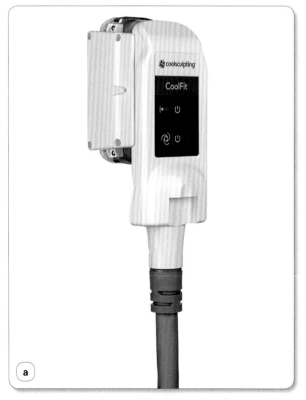 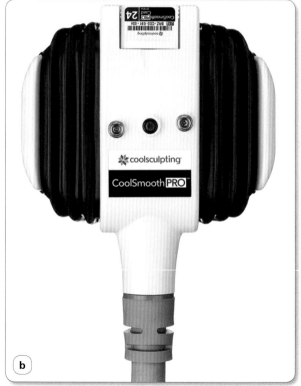

**图9.1**（a，b）专为大腿外侧和内侧设计的手柄［照片由泽尔蒂克（Zeltiq）提供］

**表 9.3　关于冷冻溶脂、超声波和低强度光疗法用于下肢轮廓塑形的关键研究**

| 作者 | 研究设计 | 方法 | 部位 | 评估 | 结论 |
|---|---|---|---|---|---|
| Boey & Wasilenchuk | 前瞻性对照；11名患者，对侧大腿为对照 | 冷冻溶脂 | 大腿内侧 | 在治疗后即刻、8周、16周时使用超声成像、拍照和患者随访进行评估 | 83%的患者达到了一定程度的脂肪减少；脂肪层的平均减少率为20%（3.3mm）；91%的患者对治疗感到满意 |
| Stevens & Bachelor | 前瞻性，对照；40名患者，对侧大腿作为对照 | 冷冻溶脂 | 大腿外侧 | 在治疗后即刻、8周、16周时使用超声成像、拍照和患者随访进行评估 | 脂肪厚度平均减少2.6mm；86%的患者满意并注意到明显的脂肪减少；3位独立的皮肤科医生能够正确识别基线和治疗后的照片，占87% |
| Zelickson | 预期；45名患者 | 冷冻溶脂 | 双侧大腿内侧 | 在8周、16周时使用超声成像、周长测量、基线照片进行评估 | 超声检查脂肪层平均减少2.8mm；周长测量平均减少0.9cm；93%的患者对治疗满意；91%的研究人员检查照片时能够正确识别治疗前后的照片 |
| Adatto | 前瞻性对照研究，25名女性；对侧腿部作为对照，在4周内进行6次治疗 | 声波技术（D-Actor 200），将3000个脉冲施加到治疗区域 | 大腿上的10cm×15cm区域 | 使用DermaTop系统评估皮肤结构变化；使用DermaLab设备测量皮肤弹性；在治疗后1周和12周进行随访 | 改善治疗腿的整体轮廓、粗糙度和弹性 |
| Nassar | 前瞻性对照研究，15名患者，对侧腿部作为对照，在4周内接受8次治疗 | 声波技术（Cellactor SC1），平面手柄发送1500个脉冲，径向手柄发送3000个脉冲 | 大腿外侧 | 最终治疗后1周、1个月、3个月随访时拍摄照片，测量大腿周长，超声检查脂肪层厚度 | 末次随访时脂肪层平均厚度减少1cm，末次随访时平均大腿周长减少1.1cm |
| Jackson | 68名患者；随机对照 | LLLT设备与山寨假设备；2周为1个疗程，每周3次AWT | 腰部、臀部、大腿 | 通过患者满意度量表，Nurnberger-Muller量表进行评分 | 19名接受LLLT的患者与使用山寨假设备者相比减少了1个或1个以上的Nurnberger-Muller分级标准；接受LLLT治疗的患者在2周和6周时的基线大腿周长也减少了 |

续表

| 作者 | 研究设计 | 方法 | 部位 | 评估 | 结论 |
|------|---------|------|------|------|------|
| Teitelbaum | 34名患者；5名对照患者，10名患者（大腿外侧），2名患者（膝关节内侧），2名患者（大腿内侧） | 低频超声（等高线I，超形）低频超声（等高线I，超形）；3个疗程 | 大腿、大腿（外侧和内侧），膝关节内侧 | 通过照片、体重、大腿周长测量、皮下脂肪厚度的超声波影像、周长测量、皮下脂肪厚度的超声波评估 | 平均皮下脂肪减少1.6cm，男性与女性的反应相似。每次治疗的脂肪厚度减少范围分别为大腿外侧0.53～1.67cm，膝关节内侧0.47～1.11cm，大腿内侧0～0.76cm；每次治疗的周长缩小范围分别为大腿外侧0.9～2.2cm，膝关节内侧0.75～1.0cm，大腿内侧0.25～1.0cm |
| Teitelbaum | 34名患者；5名对照患者 | 低频超声（等高线I，超形） | 大腿 | 通过照片、体重、大腿周长测量、皮下脂肪厚度的超声波评估 | 平均皮下脂肪减少1.6cm，男性与女性的反应相似 |

区域的脂肪反而增多是一个已知的副作用，尽管在下肢使用该设备后还没有发现这一副作用。发生在治疗区域的严重疼痛，可以解决。在某些情况下，治疗区域也可能出现形状不规则的凹陷，这是由于该区域的冷冻溶解与周围区域的过量脂肪突出有关。该器械公司发表的数据显示，大约300 000例患者进行了下肢冷冻溶脂。该器械公司提供的数据显示，不良反应的发生率<0.05%，包括过敏反应、表皮损伤/冻结事件、迟发性疼痛、反常增生、炎症后色素沉着、麻木和脂膜炎。

**超声波**

　　超声波技术也可以用于身体塑形。高强度聚焦超声（HIFU）在皮下聚集能量，从而保护表皮和真皮免受损伤。能量束聚焦于皮下脂肪，可导致脂肪组织被破坏。一旦发生这种损伤，炎症过程就会从治疗部位去除脂质和细胞碎片，导致整体脂肪组织的减少和轮廓塑形。这种治疗的副作用包括手术过程中和术后出现红肿、现状水肿、疼痛。罕见的副作用是局部硬肿、烧伤及长时间的触痛、红斑、橘皮样外观和局部凹陷。

　　应用这种治疗方法的患者必须在治疗区域至少有2.5cm厚的皮下脂肪。临床上，效果可能需要2～3个月后才能显现，并且可能还需要进行多种治疗。与冷冻溶脂相比，HIFU设备使用的手柄更有灵活性，更易用于小目标区域和弯曲的表面，如大腿外侧。目前流行的高强度聚焦超声设备，热力塑（Liposonix）（Solta Medical, Inc., Hayward, USA），以固定的1.3cm聚焦深度穿透至皮下（图

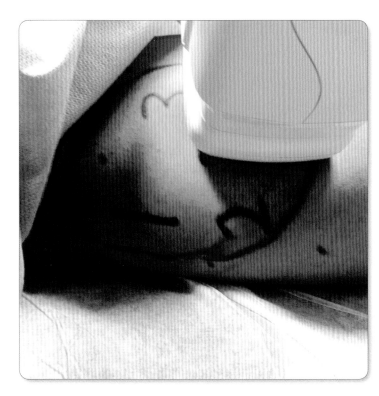

**图 9.2** HIFU 设备：热力塑（Solta Medical, Inc., Hayward, USA），用于治疗Ⅳ型皮肤患者的大腿内侧。这个设备在所有皮肤类型中均可安全使用。由于外形的原因，治疗大腿比腹部更具挑战性。保持手柄平坦放置于皮肤表面是很重要的

9.2），在每个治疗区域提供140～180J/cm²的能量。该能量可以通过多路或堆叠脉冲（对应5个脉冲为30J/cm²，4个脉冲为45J/cm²，或3个脉冲为60J/cm²）传递。整个治疗可能需要大约1h才能完成。

下肢应用HIFU仍然处于正在积极开展研究的阶段，很少有对照研究调查其在这一特定适应证中的应用。基于这项技术在腹部区域的应用结果，许多用户已经推断出在大腿区域使用时，有减少脂肪的可能性。然而，由于缺乏对下肢的随机对照试验，因此很难评估HIFU在下肢的应用中的疗效。

低频超声波也可用于塑形。脉冲超声波对皮下组织产生非热效应，对脂肪造成机械损伤。为避免产生不适，治疗区域可在治疗前用局部麻醉药物进行长达90min的准备。之后，通过实时超声视频引导监控探头位置。其副作用很少，治疗过程耐受性好。检查皮下脂肪减少的研究发现，大腿周长减少了1～3cm。

## 声波疗法

声波疗法是利用超声波产生的能量来进行身体塑形。通过这种方法传递的能量对脂肪细胞造成纯粹的压力，通过脂肪细胞的分解引起脂肪减少。在一些下肢身体塑形的研究中，AWT已被列入研究项目（表9.3）。与对照组相比，超声测量时大腿的脂肪减少较少。然而，对这种模式的研究很少，这对AWT治疗的开展是一个很大的制约。

## 低强度激光治疗

低强度激光治疗（LLLT）将低强度的光应用于治疗区域。治疗后体温变化极小，表皮无明显变

化。低强度的光会引发光调节效应，激活线粒体细胞色素C氧化酶。还可以诱导电子传递链产生更多的ATP，并诱导核转录因子增多，但是低强度激光治疗去除脂肪的机制尚不清楚。目前市场上的LLLT设备以635nm的波长发射17mW的光，穿透深度为1.9cm。它是获得FDA批准的设备，可用于治疗上臂、腰部、臀部和大腿。该过程大约需要20min，并且需要至少6次治疗，通常每周治疗3次，持续2周（表9.3）。

## 皮下组织的治疗：侵入性脂肪去除疗法

### 激光溶脂

脂肪分解是将甘油三酯分解为甘油和脂肪酸。"激光溶脂"指的是使用进入皮下的激光通过热效应损伤脂肪细胞。在腹部脂肪分解的一些初步研究中，MRI记录到脂肪体积显著减少高达37%，导致人们将激光溶脂设备应用于其他位置上。临床上，可观察到脂肪团的减少和轮廓的改善。虽然副作用轻微，但瘀斑仍是常见的副作用。目前可用的设备有二极管激光（波长920nm、924nm、975nm、980nm）或Nd∶YAG激光（波长1064nm、1320nm、1440nm）。根据厂商的说法，这些设备达到的内部温度范围为48℃~50℃，可刺激新生胶原蛋白的合成，可能会使皮肤紧致并全面改善治疗区域的轮廓。

几位研究者对分解脂质体的最佳波长进行了讨论。安德森（Anderson）等认为，用波长915nm、1210nm和1720nm的激光分解脂肪具有最佳吸收效果。然而，这些确切的波长激光都不是临床上可用的。一些研究已经评估了下肢激光脂肪分解的疗效（表9.4）。评估肿胀吸脂结合激光脂肪分解疗法的研究不包括在表9.4中。几项研究评估了多个身体区域的治疗，显示所有区域的脂肪均减少。在那些只评估下肢塑形的效果的研究中发现，大腿的脂肪减少量最大。

### 静脉内激光治疗和硬化疗法

静脉内激光疗法（EVLT）和硬化疗法已经被皮肤科医生用于治疗腿部静脉曲张。EVLT主要用于处理较深的静脉，硬化疗法主要用于处理浅静脉。

硬化疗法是在血管内注射硬化剂溶液以减少浅静脉的显现（图9.3）。在美国，FDA唯一批准的硬化治疗材料是十四烷基硫酸钠、鱼肝油酸钠和利多卡因混合物。值得注意的是，使用高渗盐水和甘油进行硬化治疗是未经批准的。高渗盐水被FDA批准为流产促进剂，而甘油被批准作为急性角型青光眼和脑内水肿高渗治疗的药物。

无论选择哪种药物，每种硬化药物都被直接注射到浅层静脉中，以硬化封闭不需要的静脉。激光，如脉冲染料激光，也可用于特异性靶向静脉内的血红蛋白（图9.4）。由于穿透深度是浅表的，PDL最适合用于小的浅表毛细血管扩张症和硬化剂治疗中可能出现的席状毛细血管扩张症。1064nm的Nd∶YAG激光适合用于较深的血管。然而，由于血管暴露于1064nm的激光后血红蛋白转化为高铁

**表 9.4 下肢激光脂肪分解术应用的关键研究**

| 作者 | 研究 | 技术 | 部位 | 评价 | 结论 |
|---|---|---|---|---|---|
| Leclere等，Moreno-Moraga | 前瞻性；30个患者 | 924nm/975nm激光 | 膝关节，小腿/踝关节交界处 | 超声成像，患者调查 | 跟腱水肿4周9/30例，21周21/30例。超声检查显示脂肪厚度减少，患者满意度得分高 |
| Branas & Moraga | 前瞻性，430名患者，330名接受脂肪分解术和吸脂术治疗的患者与100例单纯接受吸脂术治疗的患者进行对比 | 924nm/975nm激光与单纯吸脂 | 大腿前/内、膝关节、小腿、大转子 | 超声波成像、照片、患者随访 | 脂肪分解术后在大腿前部、大腿内侧、小腿和双侧膝关节检测发现平均脂肪量分别减少了1.45cm、1.9cm、1.15cm、1.2cm和3.6cm；吸脂术后在大腿前部、大腿内侧、小腿和双侧膝关节检测发现平均脂肪量分别减少了1.2cm、1.6cm、0.9cm、0.6cm和3.2cm |
| Licata等 | 回顾性研究，54名患者（大腿），3名患者（膝关节） | 1540nm激光 | 膝关节、大腿 | 患者调查、临床记录回顾、热成像 | 大多数患者的外形和皮肤紧致程度得到改善 |
| Kim & Geronemus | 前瞻性，3个患者，6个位点 | 1064nm激光 | 大腿 | MRI、基线和3个月时的患者随访 | 大腿部位平均改善11%，患者满意度高 |
| Reynaud等 | 预期，86个大腿内侧，61个膝关节 | 980nm激光 | 大腿内侧、膝关节 | 脂肪层超声成像 | 改善轮廓和皮肤紧致；结果不根据治疗区域进行分层（非下肢区域也进行治疗） |
| Weiss & Beasley | 预期，19个患者 | 924nm/975nm激光 | 颏下、腹部、大腿 | 治疗后2周、6周和12周的照片、调查员评估和患者随访 | 73%的人减少脂肪；64%的人皮肤松弛程度得到极大改善 |

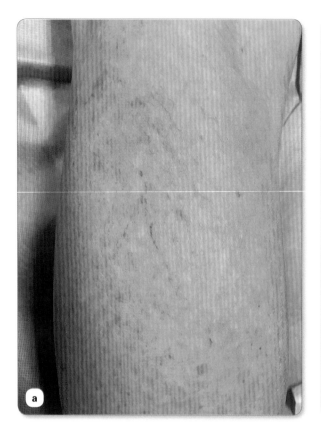

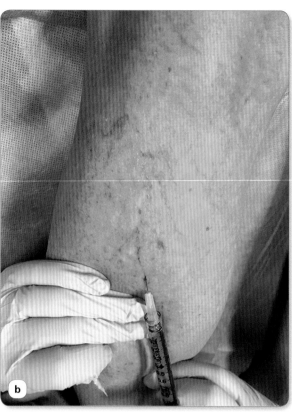

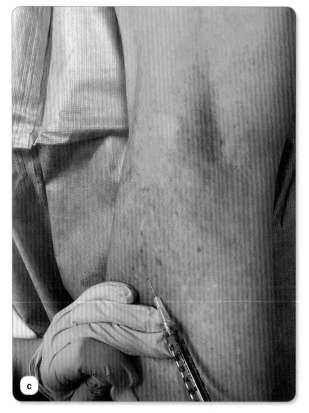

**图 9.3**（a）左小腿出现静脉曲张。（b）将装有硬化剂溶液的注射针头刺入需要消除的静脉内。（c）注射硬化剂后立即进行热烫

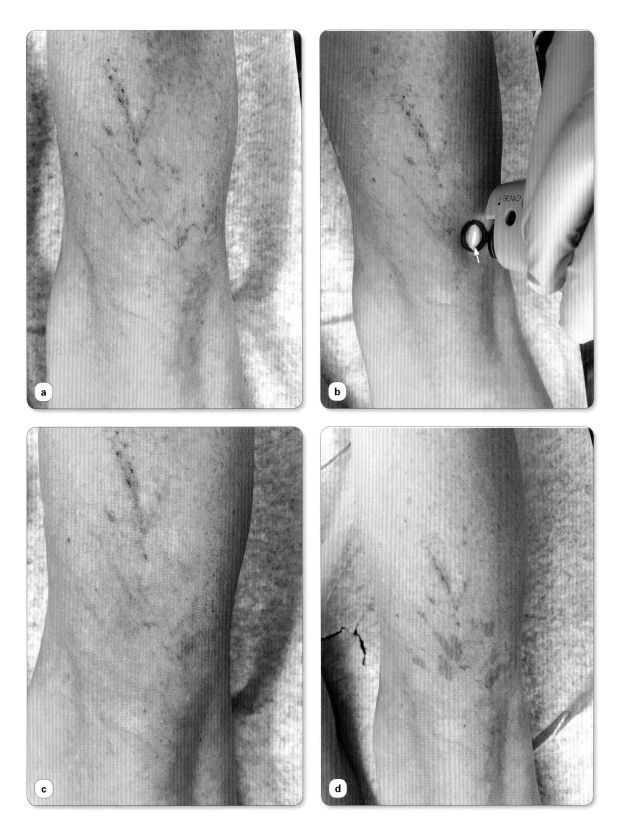

**图 9.4** （a）腘窝 / 左上小腿处出现静脉曲张。注意在小腿处注射硬化剂引起的轻微出血区域。（b）放置脉冲染料激光器 3mm×10mm 手柄。请注意激光束在不需要的静脉上呈线形方向设置（箭头）。使用的处理设置为：12J/cm²，DCD30/20，10ms，3mm×10mm 光斑大小。（c）静脉曲张立即消失。（d）脉冲染料激光治疗后出现水肿和红斑

血红蛋白，因此必须谨慎使用这种激光。

静脉内激光技术使用激光或射频来诱导靶向腿部静脉的热损伤。它取代了隐股静脉和隐静脉结扎/剥离术来治疗这些更大、更深的静脉。EVLT使用了各种波长激光，包括810nm、940nm、980nm、1064nm、1320nm、1440nm和1500nm激光。该过程通过使用超声引导或其他技术将纤维或绝缘电极插入静脉来操作。一旦光纤被正确地插入到所需的位置，810～1064nm的激光通过对血管系统的热损伤就会产生治疗效果。在射频激光消融术中，插入静脉的绝缘电极导管传递射频产生的能量以热损伤血管壁，导致血管收缩及闭塞。

在这两种手术中，全身麻醉或"清醒镇静"都可以用来提高手术的耐受性。使用全身麻醉是术后下肢深静脉血栓（DVT）形成的危险因素。沿凸起静脉路径局部麻醉也可用于能耐受轻度至中度不适的非镇静剂的患者。瘀青是一种常见的副作用。只有一项研究报道了一名患者在泡沫硬化治疗后发生了肺栓塞，而另一名患者在手术剥离后发生了深静脉血栓。

临床上，静脉内激光治疗有很好的循证数据可供使用。在比较静脉内激光治疗的随机对照试验中，EVLT（$n$=125；980nm和1470nm）、射频消融（RFA）（$n$=125）、泡沫硬化疗法（$n$=124）和手术剥离大隐静脉曲张（$n$=124）中EVLT、射频和手术剥离组的成功率最高，治疗效果保持了1年。

2014年，科克拉内（Cochrane）综述评估了EVLT、RFA和泡沫硬化疗法与开放手术大隐股动脉结扎和大隐静脉剥脱术的治疗。13项随机研究纳入综述，共有3081名患者。在这些研究中，3个研究比较了泡沫硬化疗法和手术，8个研究比较了EVLT和手术，还有5个研究比较了RFA和手术。手术组与EVLT、RFA和泡沫硬化疗法组，两组之间的治疗效果没有差异。EVLT组和RFA组在长期随访中都保持了良好的结果。基于对现有证据的评估，科克拉内（Cochrane）综述表明，所有3种治疗方式（EVLT、RFA和泡沫硬化疗法）对于大隐静脉曲张与手术剥离一样有效。并发症和操作失败率在所有组中也是相似的，并且这些疗法被认为是相对安全的。

## 结论

随着美容疗法的改进，下肢年轻化将成为一种更受欢迎的治疗领域。一些用于身体其他部位的治疗方式（射频、冷冻、超声、激光脂肪分解）也可以用于下肢。其中许多已经证明在其他领域治疗中具有有效性和安全性的疗法在下肢治疗中疗效缺乏临床研究数据。对于静脉，EVLT、RFA和泡沫硬化疗法与手术剥离一样有效。这些疗法也有类似的并发症和操作失败率。

# 参考文献

[1] Adatto M, Adatto-Neilson R, Servant JJ, et al. Controlled, randomized study evaluating the effects of treating cellulite with AWT/EPAT. J Cosmet Laser Ther 2010; 12:176–182.

[2] Alexiades-Armenakas M, Dover JS, Arndt KA. Unipolar radiofrequency treatment to improve the appearance of cellulite. J Cosmet Laser Ther 2008;10:148–153.

[3] Alster TS, Tanzi EL. Cellulite treatment using a novel combination radiofrequency, infrared light, and mechanical tissue manipulation device. J Cosmet Laser Ther 2005; 7:81–85.

[4] Anderson RR, Farinelli W, Laubach H, et al. Selective photothermolysis of lipid-rich tissues: a free electron laser study. Lasers Surg Med 2006; 38:913–919.

[5] Badin AZ, Moraes LM, Gondek L, et al. Laser lipolysis: flaccidity under control. Aesthet Plast Surg 2002;26:335–339.

[6] Balin AK, Pratt LA. Physiological consequences of human skin aging. Cutis 1989; 43:431–436.

[7] Beasley KL, Weiss RA. Radiofrequency in cosmetic dermatology. Dermatol Clin 2014; 32:79–90.

[8] Boey GE, Wasilenchuk JL. Fat reduction in the inner thigh using a prototype cryolipolysis applicator. Dermatol Surg 2014; 40:1004–1009.

[9] Branas EB, Moraga JM. Laser lipolysis using a 924- and 975-nm laser diode in the lower extremities. Aesthet Plast Surg 2013; 37:246–253.

[10] Cavezzi A, Parsi K. Complications of foam sclerotherapy. Phlebology 2012; 27:46–51.

[11] Coleman SR, Sachdeva K, Egbert BM, et al. Clinical efficacy of noninvasive cryolipolysis and its effects on peripheral nerves. Aesthet Plast Surg 2009; 33:482–488.

[12] Dierickx CC, Mazer JM, Sand M, et al. Safety, tolerance, and patient satisfaction with noninvasive cryolipolysis. Dermatol Surg 2013; 39:1209–1216.

[13] Emilia del Pino M, Rosado RH, Azuela A, et al. Effect of controlled volumetric tissue heating with radiofrequency on cellulite and the subcutaneous tissue of the buttocks and thighs. J Drugs Dermatol 2006; 5:714–722.

[14] Farage MA, Miller KW, Berardesca E, Maibach HI. Clinical implications of aging skin: cutaneous disorders in the elderly. Am J Clin Dermatol 2009;10:73–86.

[15] Fatemi A. High-intensity focused ultrasound effectively reduces adipose tissue. Semin Cutan Med Surg 2009; 28:257–262.

[16] Fisher GJ, Varani J, Voorhees JJ. Looking older: fibroblast collapse and therapeutic implications. Arch Dermatol 2008; 144:666–672.

[17] Goldberg DJ, Fazeli A, Berlin AL. Clinical, laboratory, and MRI analysis of cellulite treatment with a unipolar radiofrequency device. Dermatol Surg 2008; 34:204–209.

[18] Goldberg DJ, Yatskayer M, Raab S, et al. Complementary clinical effects of topical tightening treatment in conjunction with a radiofrequency procedure. J Cosmet Laser Ther 2014; 16:236–240.

[19] Guex JJ. Complications of sclerotherapy: an update. Dermatol Surg 2010; 36:1056–1063.

[20] Jackson RF, Roche GC, Shanks SC. A double-blind,placebo-controlled randomized trial evaluating the ability of low-level laser therapy to improve the appearance of cellulite. Lasers Surg Med 2013; 45:141–147.

[21] Jalian HR, Avram MM, Garibyan L, et al. Paradoxical adipose hyperplasia after cryolipolysis. JAMA Dermatol 2014; 150:317–319.

[22] Katz B, McBean J. Laser-assisted lipolysis: a report on complications. J Cosmet Laser Ther 2008;10:231–233.

[23] Kim KH, Geronemus RG. Laser lipolysis using a novel 1,064 nm Nd:YAG Laser. Dermatol Surg 2006; 32:241–248.

[24] Kono T, Manstein D, Chan HH, et al. Q-switched ruby versus long-pulsed dye laser delivered with compression for treatment of facial lentigines in Asians. Lasers Surg Med 2006; 38:94–97.

[25] Labropoulos N, Delis K, Mansour MA, et al. Prevalence and clinical significance of posterolateral thigh perforator vein incompetence. J Vasc Surg 1997;26:743–748.

[26] Leclere FM, Moreno-Moraga J, Mordon S, et al. Laser-assisted lipolysis for cankle remodelling: a prospective study in 30 patients. Lasers Med Sci 2014; 29:131–136.

[27] Licata G, Agostini T, Fanelli G, et al. Lipolysis using a new 1540-nm diode laser: a retrospective analysis of 230 consecutive procedures. J Cosmet Laser Ther 2013; 15:184–192.

[28] Malgor RD, Gasparis AP, Labropoulos N. Morbidity and Mortality after Thermal Venous Ablations. International angiology : a journal of the International Union of Angiology 2015.

[29] Manstein D, Laubach H, Watanabe K, et al. Selective cryolysis: a novel method of non-invasive fat removal. Lasers Surg Med 2008; 40:595–604.

[30] Manuskiatti W, Wachirakaphan C, Lektrakul N, Varothai S. Circumference reduction and cellulite treatment with a TriPollar radiofrequency device: a pilot study. J Eur Acad Dermatol Venereol 2009;23:820–827.

[31] McBean JC, Katz BE. Laser lipolysis: an update. J Clin Aesthet Dermatol 2011; 4:25–34.

[32] Mirrashed F, Sharp JC, Krause V, et al. Pilot study of dermal and subcutaneous fat structures by MRI in individuals who differ in gender, BMI, and cellulite grading. Skin Res Technol 2004;10:161–168.

[33] Moreno-Moraga J, Trelles MA, Mordon S, et al. Laser-assisted lipolysis for knee remodelling: a prospective study in 30 patients. J Cosmet Laser Ther 2012; 14:59–66.

[34] Moreno-Moraga J, Valero-Altes T, Riquelme AM, et al. Body contouring by non-invasive transdermal focused ultrasound. Lasers Surg Med 2007;39:315–323.

[35] Nassar AH, Dorizas AS, Shafai A, Sadick NS. A randomized, controlled clinical study to investigate the safety and efficacy of acoustic wave therapy in body contouring. Dermatol Surg 2015; 41:366–370.

[36] Nesbitt C, Bedenis R, Bhattacharya V, Stansby G. Endovenous ablation (radiofrequency and laser) and foam sclerotherapy versus open surgery for great saphenous vein varices. The Cochrane database of systematic reviews 2014; 7:CD005624.

[37] Nesbitt C, Eifell RK, Coyne P, et al. Endovenous ablation (radiofrequency and laser) and foam sclerotherapy versus conventional surgery

for great saphenous vein varices. The Cochrane database of systematic reviews 2011:CD005624.

[38] Niedzwiecki G. Endovenous thermal ablation of the saphenous vein. Semin Intervent Radiol 2005;22:204–208.

[39] Proebstle TM, Sandhofer M, Kargl A, et al. Thermal damage of the inner vein wall during endovenous laser treatment: key role of energy absorption by intravascular blood. Dermatol Surg 2002; 28:596–600.

[40] Rasmussen LH, Lawaetz M, Bjoern L, et al. Randomized clinical trial comparing endovenous laser ablation, radiofrequency ablation, foam sclerotherapy and surgical stripping for great saphenous varicose veins. Brit J Surg 2011; 98:1079–1087.

[41] Reynaud JP, Skibinski M, Wassmer B, et al. Lipolysis using a 980-nm diode laser: a retrospective analysis of 534 procedures. Aesthet Plast Surg 2009; 33:28–36.

[52] Rosenbaum M, Prieto V, Hellmer J, et al. An exploratory investigation of the morphology and biochemistry of cellulite. Plast Reconstr Surg 1998; 101:1934–1939.

[53] Sadick N, Magro C. A study evaluating the safety and efficacy of the VelaSmooth system in the treatment of cellulite. J Cosmet Laser Ther 2007; 9:15–20.

[54] Sadick NS, Mulholland RS. A prospective clinical study to evaluate the efficacy and safety of cellulite treatment using the combination of optical and RF energies for subcutaneous tissue heating. J Cosmet Laser Ther 2004; 6:187–190.

[55] Smalls LK, Hicks M, Passeretti D, et al. Effect of weight loss on cellulite: gynoid lypodystrophy. Plast Reconstr Surg 2006; 118:510–516.

[56] Stevens WG, Bachelor EP. Cryolipolysis conformablesurface applicator for nonsurgical fat reduction in lateral thighs. Aesthet Surg J 2015; 35:66–71.

[57] Stevens WG, Pietrzak LK, Spring MA. Broad overview of a clinical and commercial experience with CoolSculpting. Aesthet Surg J 2013; 33:835–846.

[58] Taylor CR, Anderson RR. Treatment of benign pigmented epidermal lesions by Q-switched ruby laser. Int J Dermatol 1993; 32:908–912.

[59] Teitelbaum SA, Burns JL, Kubota J, et al. Noninvasive body contouring by focused ultrasound: safety and efficacy of the Contour I device in a multicenter, controlled, clinical study. Plast Reconstr Surg 2007; 120:779–789.

[60] Tremaine AM, Avram MM. FDA MAUDE data on complications with lasers, light sources, and energy-based devices. Lasers Surg Med 2015;47:133–140.

[61] Wanner M, Sakamoto FH, Avram MM, et al.Immediate skin responses to laser and light treatments: therapeutic endpoints: How to obtain efficacy. J Am Acad Dermatol 2016a;74:821-833.

[62] Wanner M, Sakamoto FH, Avram MM, Anderson RR. Immediate skin responses to laser and light treatments: warning endpoints: how to avoid side effects. J Am Acad Dermatol 2016b;74:807-819.

[63] Weiss RA, Beasley K. Laser-assisted liposuction using a novel blend of lipid- and water-selective wavelengths. Lasers Surg Med 2009; 41:760–766.

[64] Zelickson BD, Burns AJ, Kilmer SL. Cryolipolysis for safe and effective inner thigh fat reduction. Lasers Surg Med 2015; 47:120–127.